몸에 좋은
마늘 건강법

ZETTAI KIKU! NINNIKU
by Shufu No Tomo Sha
copyright ⓒ1999 SHUFU NO TOMO SHA
All rights reserved

Original published in Japan by SHUFU NO TOMO SHA, Tokyo
Korean Translation rights arrangement with SHUFU NO TOMO SHA, Japan
Through THE SAKAI AGENCY and BOOKCOSMOS

이 책의 한국어판 저작권은 북코스모스(BC에이전시)를 통한
저작권자와의 독점계약으로 중앙생활사에 있습니다. 신저작권법에 의해
한국 내에서 보호를 받는 저작물이므로 무단전재와 복제를 금합니다.

몸에 좋은
마늘 건강법

정금주 감수   한재복 편역

중앙생활사

머리말

마늘은 기원전부터 피로해소에 도움이 되는 건강식품으로뿐만 아니라 요리의 양념과 약초로 민간에서 널리 애용하고 있다. 마늘의 우수성은 내장질환, 어깨 결림, 피부병, 외상치료에 이르기까지 이미 많은 사람들이 경험으로 증명하였다.

게다가 과학적인 연구도 활발해서 점점 새로운 성분과 효과가 증명되고 있다. 최신 보고에 따르면 마늘이 생활습관에서 오는 병과 암 예방에도 효과가 있다고 해서 더 많은 기대를 하게 한다. 그러나 마늘이 아무리 뛰어난 효과가 있더라도 마늘만 섭취한다면 오히려 역효과가 날 수도 있다.

마늘은 효과가 뛰어난 만큼 자극도 강해서 너무 많이 먹으면 생각지도 못한 부작용이 있을 수 있고, 개인에 따라 적당한 섭취량이 다르므로 각자에게 알맞은 양을 매일매일 먹어야 효과가

나타난다. 그리고 마늘은 약이 아니라 어디까지나 식품이라는 사실을 잊지 말아야 한다. 마늘 자체의 맛을 즐기면서 다른 식품을 균형 있게, 맛있게 먹으면 건강해질 수 있다.

  이 책에서는 마늘의 성분과 효과, 질병·증상별 효능, 마늘의 효과적인 이용법, 미용 등 외용 활용법 그리고 다양한 체험담과 질의·응답까지 알기 쉽게 설명하였다. 독자 여러분의 건강한 생활에 많은 도움이 되기를 진심으로 기원한다.

차 례 >>>>

1장　마늘! 그 기적적인 힘의 비밀

- 기원전부터 애용해온 마늘 _ 12
- 마늘의 냄새성분 알리신이 몸에 좋은 이유 _ 13
- 알리신의 또 하나의 중요한 약효 _ 15
- 마늘은 약효성분의 보고 _ 16
- 예방·치료에 효력을 발휘하는 마늘 _ 18
- 중국에서 초마늘은 빼놓을 수 없는 반찬 _ 19
- 소도 마늘을 먹으면 감기에 걸리지 않는다 _ 22

2장　질병·증상에 따른 마늘의 효능

- 위장병 _ 26
- 간장질환 _ 29
- 고혈압 _ 31
- 동맥경화 _ 32
- 뇌경색·심근경색 _ 33

- 만병의 원인 감기 _ 36
- 당뇨병 _ 37
- 신경통 _ 38
- 어깨 결림 · 요통 _ 39
- 냉증 _ 40
- 현대인의 생활병 피곤 · 나른함 _ 41
- 무좀 · 피부병 _ 43
- 아토피성 피부염 _ 45
- 언론에서 소개한 마늘의 효능 _ 48

3장 가장 효과적인 마늘 이용법

- 맛있게 먹고 마시면 스태미나에 만점 _ 68
- 만들어두면 365일이 든든한 마늘 건강식 _ 69
- 마늘술의 다양함을 즐기자 _ 87
- 마늘 냄새를 없애는 조리법 _ 89
- 바르고 붙여서 건강해지는 마늘 외용법 _ 92
- 마늘 미용법으로 피부도 머릿결도 건강하게 _ 105
- 가정에서 할 수 있는 마늘 재배법 _ 117

4장 마늘로 건강을 찾은 사람들

- 식초마늘 덕분에 감기 뚝! _ 120
- 마늘흑설탕절임은 감기 예방에 최고! _ 121
- 마늘 화장품으로 피부병에 효과 보았다 _ 122
- 마늘크림을 발랐더니 기미가 없어졌다 _ 123
- 무취마늘은 튼 살에 효과 만점 _ 124
- 식초마늘로 지긋지긋하던 무좀이 거짓말처럼 사라졌다 _ 126
- 마늘숙성액으로 티눈을 잡았다 _ 127
- 마늘건강식품으로 위무력증에서 해방되었다 _ 128
- 마늘과 소금뜸요법으로 위하수가 깨끗이 나았다 _ 130
- 마늘술로 간장은 물론 십이지장도 튼튼해졌다 _ 131
- 마늘진액 정제로 잦은 소변과 만성설사에서 벗어났다 _ 133
- 무취마늘로 23년간 낫지 않던 비염이 싹~ _ 134
- 마늘숙성액으로 비염을 잡았다 _ 136
- 마늘분말로 혈압이 정상이 되었다 _ 137
- 마늘분말 덕분에 뇌출혈 후유증을 극복했다 _ 138
- 식초마늘로 심근경색도 좋아지고 혈전도 사라졌다 _ 139
- 식초마늘 덕분에 콜레스테롤 수치가 내려갔다 _ 142
- 마늘흑설탕절임은 우리 집 최고의 건강식 _ 144
- 식초마늘로 회춘하는 느낌! _ 145

- 우리 집은 3대 모두 마늘흑설탕절임 팬 _ 147
- 마늘숙성액으로 린스했더니 탈모증세는 물론 비듬도 없어졌다 _ 148
- 마늘분말을 만나면서 화분증에서 벗어났다 _ 150
- 식초마늘로 요통이 씻은 듯이 나았다 _ 151
- 마늘술로 당뇨 증상이 완화되었다 _ 153
- 소엽마늘술을 마셨더니 신경통이 사라졌다 _ 155
- 마늘은 빈혈에도 그만! _ 157
- 마늘즙으로 가글했더니 목의 통증이 완전히 없어졌다 _ 158

5장　마늘! 뭐든지 물어보세요

- 어떻게 해도 걱정되는 냄새, 좋은 방법이 있나? _ 162
- 잘못 사용하면 트러블의 원인이 되는 마늘, 효과적인 사용법은? _ 167
- 좋은 마늘을 고르는 방법, 조리법, 보관법은? _ 174

1장

마늘! 그 기적적인 힘의 비밀

마늘의 주성분인 알리신의 약효에 대해 알아보고
마늘이 스태미나의 근원임을 확인한다.

마늘! 그 기적적인 힘의 비밀

기원전부터 애용해온 마늘

　오늘날처럼 마늘성분이 과학적으로 증명되기 전인 아득한 옛날부터 사람들은 마늘의 뛰어난 약효를 경험적으로 알고 있었다. 고대 이집트에서 피라미드 건설에 참여한 노동자들은 마늘을 먹었기 때문에 중노동을 견딜 수 있었다는 기록이 있고, 노임 대신에 마늘을 받았다고도 한다.
　사막의 극심한 더위 속에서 피라미드를 건설하는 일은 상상할 수 없을 만큼 중노동이었을 것이다. 이런 노동자들에게 마늘을 줬다는 것은 마늘이 정력증강, 피로해소에 효능이 있다는 것을 당시의 사람들이 잘 알았기 때문일 것이다.

유럽에서는 중세에 크게 유행한 결핵과 페스트 치료약으로 마늘을 사용해 상당한 효과를 거뒀다. 이것을 계기로 마늘에 악마를 쫓는 힘이 있다고 믿어 마늘을 출입문에 장식하는 풍습이 생겼고 지금도 액막이용으로 사용하는 지방이 있다.

한편 중국에서 마늘의 효력이 높이 평가된 것은 명나라 때의 약물서인 《본초강목》에 여러 장에 걸쳐서 마늘이 마치 만병통치약인 것처럼 그 효능이 기재되어 있는 것으로도 잘 알 수 있다.

이와 같이 예로부터 요리의 양념뿐 아니라 해열제나 감기치료약으로 사용하는 등 마늘의 약효는 동서고금을 막론하고 잘 알려져 있다. 이러한 마늘의 효력이 어디에서 오느냐에 대해 과학적인 연구가 진행되면서 많은 연구자들은 마늘의 강한 냄새에 효력의 비밀이 숨어 있는 것이 아닌지 추측하게 되었다. 그리고 1942년 마늘향의 정체인 '알리신'이라는 물질을 발견하였다.

마늘의 냄새성분 알리신이 몸에 좋은 이유

마늘의 약효는 '알리신'이라는 냄새성분을 빼놓고는 말할 수 없다. 알리신은 생마늘 속에서는 알리인이라는 무취의 성분으로 존재한다. 그러나 마늘을 칼로 자르거나 으깨서 세포가 파괴되면 알리나아제라는 효소의 작용으로 화학변화를 일으켜 알리신이 된다. 마늘 자체만으로는 그다지 냄새가 나지 않는데 으깸과 동시에 냄새가 나는 것은 이 때문이다.

알리신의 약효 중 가장 먼저 발견된 것은 살균·항균작용이다. 마늘의 알코올 추출물이 18세기 영국의 의학서에는 콜레라에 유효하다고 기술되어 있고, 1930년에 독일의 레이먼 박사는 티푸스균과 대장균에 대해 강력한 살균작용을 보이는 것을 실험으로 확인했다. 또 슈바이처 박사는 아메바성 이질에 마늘이 효과가 있다고 기술했다.

알리신의 살균작용은 상당히 강력하여 12만 배로 희석한 마늘액에도 콜레라균과 티푸스균, 이질균에 대항하는 항균력이 있다. 이것은 알리신이 세균 속으로 들어가 단백질을 분해하고, 그 기능을 억제하기 때문이다. 이러한 살균작용은 감기 세균과 인플루엔자에도 효과가 있어서 마늘을 상용하면 감기를 예방할 수 있다. 또 결핵치료에도 효과가 있고 장내 나쁜 세균의 활동도 억제하기 때문에 장의 기능을 정상화하는 데도 많은 도움이 된다.

마늘은 외용약으로 사용해도 살균·항균작용이 뛰어나다. 제1차 세계대전에서는 부상병의 상처가 덧나는 것을 막기 위해 마늘을 외용약으로 사용했다고 한다. 이것은 알리신의 항균력(1mg이 페니실린 15단위에 해당)을 이용한 두드러진 예이다. 마늘은 무좀·습진·피부병의 일종인 백선 등에도 효과가 있다.

알리신의 또 하나의 중요한 약효

알리신은 티아민(비타민 B_1)과 결합하면 알리티아민이라는 물질을 생성하고, 체내에서 비타민 B_1과 같은 역할을 한다. 비타민 B_1은 활동에너지를 만들어내는 데 깊이 관여하는데, 에너지는 주로 당질에서 취하지만 이 당질을 분해해서 에너지를 발생시키는 과정에 꼭 필요한 것이 비타민 B_1이다. 비타민 B_1이 부족하면 당질 분해가 순조롭지 못하여 에너지 부족을 초래한다. 그렇게 되면 쉽게 피곤해지고 체력도 저하된다.

그러나 아쉽게도 비타민 B_1은 체내에 흡수되는 비율이 매우 낮아서 모처럼 섭취해도 대부분 체외로 빠져나간다. 그런데 알리티아민은 비타민 B_1과 같은 역할을 하면서도 비타민 B_1보다 결점이 적다.

알리티아민의 우수한 점은 먼저 체내로 흡수되는 비율이 높다는 것이다. 비타민 B_1이 체내에서 한 번에 흡수되는 양은 겨우 10mg 정도지만 알리티아민은 한계량 없이 흡수된다. 또 섭취된 알리티아민은 오랫동안 혈액 속에 남아 있기 때문에 당분간 필요 없는 부분도 배설되지 않고 축적되어 있다가 필요에 따라 공급된다. 게다가 비타민은 장내 아노일리나제균이라는 세균과 만나면 파괴되는 성질이 있지만 알리티아민은 파괴되지 않는다.

아노일리나제균이 장내에 많이 있는 사람은 비타민 B_1 결핍이 되기 쉬운데, 이런 사람은 특히 알리티아민, 즉 마늘을 통한 비타민 B_1 보급이 상당히 효과가 있다. 이처럼 알리티아민은 비타민 B_1보다 오히려 유효한 성분으로 '마늘비타민 B_1' 또는 '활성지속성 비타민'으로도 불린다.

마늘은 약효성분의 보고

알리신 이외의 물질인 스콜지닌은 신진대사를 원활히 하는 비타민 B_1과 같은 역할을 하고, 호르몬 계통을 자극해 정력을 증강하는 등의 효능이 있다. 또 마늘의 결합능력에 따라 알리신이 지질과 결합하면 비타민 E와 같은 기능을 하는 지질 알리신이 된다. 비타민 E에는 혈액의 흐름을 원활히 하고 혈구를 늘리며, 산소를 전신으로 골고루 퍼지게 하고 세포를 신선하게 하는 기능이 있다.

알리신은 세포의 노화방지, 피부미용에 효과가 있을 뿐 아니라 비타민 E의 중요한 기능인 항산화작용을 하여 혈액을 맑게 하고 혈액 흐름을 부드럽게 하는 데 도움이 된다. 비타민 E가 동맥경화를 막고 심근경색과 뇌경색 예방에도 유효하다는 것은 널리 알려져 있지만 마늘에도 마찬가지 효능이 있다는 것이다.

이 밖에도 마늘에는 인간의 몸에 필요한 성분(영양소)인 단백질, 당질, 미네랄(인·칼슘·나트륨), 아미노산(리진 알기닌)이 풍부하게 들어 있다. 이처럼 마늘은 영양이 풍부한 식품이다. 그렇다고 마늘만 먹으면 좋다는 뜻은 아니다. 생선, 육류, 곡류, 채소 등을 균형 있게 섭취해야 한다.

마늘의 약효성분은 과학적으로 증명되지만 적절한 데이터를 내는 것은 상당히 어렵다. 마늘은 종류에 따라 또는 가공 방법에 따라 성분이 다를 뿐 아니라 동물실험 결과가 효과적이더라도 그것이 꼭 인간에게 적합하다고 말하는 것 또한 무리가 있다. 따라서 마늘의 맛에 주목하면서 맛있게 먹으면 건강해진다는 관점에서 많은 연구가 있어야 한다.

예방·치료에 효력을 발휘하는 마늘

마늘에는 유효성분이 많이 들어 있는데 몇 가지 예를 들어보면 다음과 같다.

위장기능을 조절한다

알리신은 위 점막을 자극해 위액분비를 촉진하고, 단백질과 결합해 위에 대한 자극을 완화하며, 대장을 자극해 정장작용을 해서 변비나 설사 등을 개선한다.

유해물질에서 간을 보호한다

간세포를 활성화하고 유해물질에서 간을 보호하며 쇠약해진 간기능에도 작용해서 건강한 상태로 되돌려준다.

혈액순환을 좋게 한다

알리신을 가열해서 생기는 아호엔은 강한 항혈전작용과 콜레스테롤 억제작용이 있기 때문에 동맥경화와 혈전증 치료에 효과가 있다. 또 혈액순환을 좋게 하기 때문에 냉증, 신경통, 어깨 결림, 요통 등에도 효과가 있다.

혈압을 정상으로 조절한다

마늘은 뇌신경을 자극하여 심장의 기능을 일정하게 조절하기 때문에 혈압을 안정시킨다. 또 혈관 내의 콜레스테롤과 지방을 분해하는 기능이 있기 때문에 체내의 세포와 혈액을 깨끗하게 해준다.

인슐린 분비를 돕는다

알리신은 비타민 B_1과 결합해서 췌장 등의 기능을 활발하게 하고 인슐린 분비를 촉진한다. 따라서 인슐린 부족, 췌장의 기능 저하로 생기는 당뇨병 예방과 치료에도 효과적이다. 피부병과 알레르기 체질 개선, 특히 아토피성 피부염에 대한 효용 등도 주목할 만하다.

중국에서 초마늘은 빼놓을 수 없는 반찬

중국에는 당초백산, 당초산, 석입산이라는 세 종류의 초마늘이 있어 중국인들은 이것을 반찬으로 먹는다. 중국 식초는 초(醋)라고 해서 우리 식초처럼 투명하지 않고 옅은 호박색을 띠며 맛도 더 순하다.

  당초백산은 마늘을 식초, 소금, 설탕에 절인 것으로 식초 1L에 설탕 500g, 소금 5~6g의 비율로 식초물을 만들어 그 속에 생마늘을 담근 것이다. 중국의 동북지방에서는 마늘이 나는 계절에 큰 항아리에 담아두고 겨울을 지나 다음 마늘 수확시기까지 계속 먹는다.

  당초산은 당초백산에 식초를 조금 끓여 넣어 간장에 설탕을 넣어 절인 듯한 느낌이 든다. 식초는 들어 있으나 황갈색으로 간장절임에 가깝다.

  석입산은 식초만으로 절이는 중국의 대표적인 초마늘이다. 마늘은 속까지 깨끗한 초록색을 띠는 것을 사용한다. 석입산의 석은 12월이라는 의미가 있어서 12월에 담가서 겨울이 끝날 무렵까지 먹는다. 거의 매일 먹지만 특히 설에 먹는 물만두에는 빼놓을 수 없다. 설날만큼은 거르지 않고 반드시 먹는 가정도 많다.

  석입산에는 식욕과 소화를 증진하는 효과가 있어서 석입산을 먹으면서 만두를 많이 먹어 추운 겨울을 이겨내려고 하는 것이다. 마늘 절인 식초국물은 만두를 찍어 먹기도 한다.

  마늘은 쇠고기 특유의 냄새를 없애는 기능도 있기 때문에 특히 쇠고기 요리에 빠지지 않고 사용된다. 마늘 냄새가 신경 쓰이는 사람도 초마늘이라면 그다지 냄새가 나지 않아 먹을 수 있다. 그래도 냄새가 날까 신경 쓰일 때는 중국차 잎을 껌처럼 씹으면 없어진다.

중국에서는 북부지방 사람들이 초마늘을 선호하여 많이 먹는데 거의 대부분의 가정에서 대량으로 당초백산을 만든다. 북부지방은 남쪽지방에 비해 몹시 춥기 때문에 몸을 따뜻하게 하기 위해서 가을부터 겨울까지 많이 먹는다.

또 환절기 때도 많이 먹는데 컨디션을 조절하고 감기예방에도 효과가 있어 마늘, 파, 생강을 먹으면 병원에 가지 않는다고 말할 정도다.

소도 마늘을 먹으면 감기에 걸리지 않는다

    소도 인간과 마찬가지로 가을부터 겨울에 걸쳐 감기에 잘 걸린다. 이전에는 거의 모든 소가 감기에 걸려 우수한 목장에서도 사망 폐기율이 3%나 되었다. 그런데 마늘을 먹인 소를 대상으로 11년에 걸쳐 조사했더니 감기증상을 보인 경우가 11%, 사망·폐기된 경우가 0.5%로 감소하는 놀라운 결과가 나왔다.

    감기에 걸렸더라도 이전에는 반 정도가 3회 이상의 치료가 필요했으나 마늘을 주고 난 후부터는 대략 1.2회의 치료로도 좋아졌다고 한다.

    소가 감기에 걸리지 않는다는 것은 사망·폐기될 확률이 낮아지고 동시에 항생물질 등의 약물을 적게 사용해 안전한 육류를 공급할 수 있다는 이점이 있다. 그 밖에 돼지, 닭도 사료에 마늘을 섞어서 주면 감기 등의 질병에 잘 걸리지 않으며 발육도 좋아진다고 한다.

TIP 01 　마늘의 어원
　마늘은 산(蒜)이라고도 한다. 마늘의 어원은 몽골어 만끼르(manggir)에서 gg가 탈락된 마닐(manir) → 마ᄂᆞᆯ → 마늘의 과정을 겪은 것으로 추론된다. 《명물기략(名物紀略)》에서는 "맛이 매우 날하다 하여 맹랄(猛辣) → 마랄 → 마늘이 되었다"고 풀이한다. 한방에서는 대산(大蒜)이라 하고 꽃말은 힘(Power), 용기(Courage)이다. 마늘의 원산지에 대한 학설은 여러 가지가 있는데 중앙아시아라는 학설이 가장 유력하다.

TIP 02 　마늘의 종류
　마늘은 크게 난지형과 한지형으로 나뉜다. 난지형은 중국산 마늘 거의 전량과 우리나라 대부분의 지역에서 재배되는 마늘이다. 아무데서나 잘 자라고 수확량이 많아 값이 싸며 쪽이 큰 것이 장점이다. 한 통에 쪽수가 6쪽이라 육쪽마늘로 불리는 한지형은 단단하고 저장성이 강하다. 난지형은 톡 쏘는 매운 맛에 뒤가 아리지만 한지형은 향이 강하면서도 맛은 부드럽다. 그래서 한지형이 김치나 된장 등 모든 요리에서 더 좋은 맛을 낸다고 한다.

TIP 03 　마늘은 언제 우리나라에 들어왔을까?
　마늘은 고대 이집트·그리스 시대부터 재배했으며, 근동방면에서 인도·중국·우리나라·아프리카 각지에 전파되었다. 유럽에서는 지중해 연안에 주로 분포하는데, 중국에 전파된 것은 기원전 2세기경인 한나라 때 장건이 지금의 이란에서 마늘을 들여왔다는 기록이 있다. 마늘이 우리나라에 언제 도입되었는지 명확하지는 않으나 《삼국유사》나 《삼국사기》에도 기록되어 있는 것으로 보아 재배 역사가 매우 오래된 듯하다.

2장

질병·증상에 따른 마늘의 효능

질병·증상에 따라 마늘의 예방·치료 효과에는 개인차가 있으므로 마늘의 약효를 확인한 후 유용하게 사용하자.

질병 · 증상에 따른 마늘의 효능

위장병

　마늘 특유의 냄새성분인 알리신은 타액과 소화액의 분비를 촉진하는 효과가 있다. 또 알리신이 체내에서 비타민과 결합해 알리티아민이라는 물질로 바뀌면 위장운동을 활발히 하는 작용을 한다.

　따라서 위하수증으로 위와 장의 운동이 활발하지 않은 사람과 소화액 분비가 부족한 사람, 노인들은 매일 적당량의 마늘을 식사 때 같이 먹으면 효과를 볼 수 있다.

　또 마늘은 설사, 변비에도 효과가 좋다. 우리나라 사람들은 생선회 같은 익히지 않은 생선을 좋아하는데, 이것에는 '아나사키즈'라는 기생충이 있어 이것이 위와 장벽에 침투, 통증과 구토를 동반하는 '아나사키즈증'을 일으키는 경우가 있다. 그러나 마늘은 기생충 구제작용이 있어 간장과 조미국물에 마늘을 아주 조금 섞어 먹는 것만으로도 예방효과가 있다. 양념에 마늘을 사용하는 것은 알게 모르게 생활의 지혜였던 셈이다.

마늘은 설사뿐 아니라 변비에도 상당한 효과가 있다. 마늘은 장의 평활근의 기능을 조정하고 장내세균인 비피더스균을 늘리는 역할을 하는데 이때 발생하는 유산과 초산은 장관(腸管: 동물의 구강에서 항문에 이르는 관상 기관의 총칭, 음식물을 섭취·소화·배설함)을 자극해서 장이 운동을 더욱 활발히 하도록 하므로 변비해소에도 좋다. 만성변비로 고생하는 사람도 마늘을 장기간 복용하면 변비증상이 완화되거나 완전히 개선된 예가 많다.

이처럼 마늘은 확실히 위를 건강하게 하고 정장에 뛰어난 효과가 있지만 그것은 어디까지나 바르게 섭취했을 때의 일이다. 마늘은 매일 먹는 것이 무엇보다 중요하며 하루 한 쪽만 먹는 것으로도 충분하다.

그러나 공복일 때 생마늘을 먹는 것은 금물이다. 위 점막을 자극해 위통을 일으켜 도로아미타불이 되는 경우도 있으니 말이다. 위뿐만 아니라 장에도 너무 자극이 강하면 장관이 극도로 느

순하게 움직여서 역으로 변통이 유연하지 않게 된다.

마늘은 항균작용이 매우 강해서 과잉섭취하면 유익한 대장균인 비타민 생성균까지 죽여서 비타민이 부족할 때 생기는 각종 병을 불러온다. 또 과잉섭취한 알리신이 적혈구를 녹여 빈혈에 걸리거나 피부가 거칠어지기도 한다.

그러나 마늘은 잘 복용하면 큰 효과를 기대할 수 있다. 자신에게 적당한 양을 잘 알아서 식사할 때 같이 먹는 것이 가장 좋다는 사실을 잊지 말자.

하루에 한 쪽씩!

간장질환

간은 영양소의 대사, 유해물질의 분해·처리 등을 비롯하여 인간의 몸에 꼭 필요한 여러 가지 일을 하는 아주 중요한 장기이다. 그러나 '침묵의 장기'로 불리듯이 증상이 어느 정도 이상이 되기까지는 비명을 지르지 않는 장기이기 때문에 이상하다고 느꼈을 때는 이미 증상이 상당히 진행된 경우가 적지 않다. 게다가 간은 일단 기능이 저하되면 회복하는 데 시간이 걸린다.

특효약은 없으며 피로를 피하고 고단백식품을 섭취하며 알코올을 삼가는 것이 기본적인 대책이다. 마늘은 간기능을 종합적으로 높여주고 강화하는 작용을 한다. 생마늘에 포함된 알리신이 세포의 움직임을 활성화하고 특히 해독기능을 강화한다.

마늘은 간장장애 중에서도 특히 급성간염을 개선하는 효능이 있다. 이것은 실험결과이기도 하다. 급성·만성 간염환자 47명에게 마늘에서 추출한 S-알릴, L-시스틴 스루호키사이드(아미노산의 일종)를 캡슐에 넣어 약 1개월 동안 먹인 결과, 간기능을 재는 잣대인 GOT수치가 확실히 호전되었던 것이다.

GOT수치는 세 명을 제외하고 전원이 30전후, GPT수치도 평균 20전후로 떨어져 정상범위까지 내려갔다. 수치의 변화가 없었던 세 명은 간염에서 간경변으로 넘어간 사람들이었다. 결과적으로 간경변에 걸리면 마늘의 효과는 작지만 급·만성 간염의 초기단계라면 마늘로 병의 진행을 충분히 막을 수 있고 증상을 개선할 수도 있다는 것을 알게 되었다.

　이처럼 마늘이 간기능을 강화하고 간염에도 치료효과가 있다는 것이 명백하므로 간이 약해져 있거나 자각증상이 있는 사람은 물론, 알코올 등으로 간에 부담을 느끼는 사람들에게도 매일 조금씩 마늘을 먹으라고 권하고 싶다. 마늘은 한꺼번에 많이 먹을 필요가 없는데 하루에 적당한 섭취량은 1~2쪽 정도다. 효과

만을 기대하고 생마늘을 그대로 10쪽, 20쪽씩 먹으면 오히려 위를 버리게 된다.

 술자리가 있을 때에는 미리 마늘을 먹거나 안주로 먹으면 숙취방지에 효과적이며 다음 날에도 개운하게 일어날 수 있다. 과음은 간에 지방이 쌓이는 지방간을 초래하지만 마늘은 그 지방 축적을 막아주기 때문에 술을 좋아하는 사람에게 특히 추천할 만하다.

고혈압

 고혈압 치료에는 혈압강하제가 투여되지만 부작용이 우려되기 때문에 가급적이면 약에 의존하지 않고 생활습관을 개선해서 고치는 것이 이상적이다. 그럴 때 추천할 수 있는 것이 마늘이다. 마늘은 혈관을 확장시켜 혈액의 흐름을 원활히 하고 혈압을 낮추는 작용을 한다.

 그뿐 아니라 과로를 풀어주고 스트레스를 완화하는 효과도 있기 때문에 고혈압인 사람에게는 딱 좋은 식품이다. 마늘을 먹으면 혈압이 오른다는 말도 있지만 이것은 사실무근이다. 마늘을 먹으면 혈액순환이 좋아지고 몸이 따뜻해지기 때문에 혈압이 오르는 것으로 잘못 생각하는 것이다. 게다가 마늘은 저혈압도 개선해서 혈압을 안정시키고, 혈중 콜레스테롤 수치를 낮추어 동맥경화의 요인을 제거하는 기능도 하기 때문에 생활습관에서 오는 병을 예방하는 데 도움이 된다.

물론 고혈압을 개선하고 예방하기 위해서는 금연·절염(소금 제한), 동물성지방 제한 등 식생활에 주의하고 스트레스를 쌓아두지 않는 생활을 하는 것이 기본이다. 이런 기본을 지킨다면 마늘의 효과도 높일 수 있다.

동맥경화

건강한 사람의 혈액 100mL에는 100~200mg의 콜레스테롤이 함유되어 있지만 고지방식사를 계속하면 이 혈중 콜레스테롤이 증가해 혈관벽에 달라붙어 혈관을 가늘게 한다.

혈관이 가늘어지면 혈액의 흐름이 나빠지고 결국에는 완전히 막혀 뇌와 심장에서 경색을 일으키게 된다. 콜레스테롤이 혈관에 쌓이지 않게 하기 위해서는 동물성 지방을 과잉섭취하지 않도록 하며, 당분과 알코올을 삼가는 것이 가장 중요하다. 그리고 마늘의 성분인 알리신은 콜레스테롤을 분해하고 혈중 콜레스테롤 수치를 낮추는 기능이 있기 때문에 마늘을 매일 먹는 것이 필요하다. 육류와 버터 등 콜레스테롤 함량이 많은 식품도 마늘과 함께 먹으면 혈중 콜레스테롤 수치가 높아지지 않는다는 사실은 이미 밝혀졌다.

콜레스테롤 수치가 높은 사람에게 2개월간 마늘을 준 결과 그 수치가 3분의 2까지 낮아졌지만 마늘복용을 중지했더니 수개월 뒤에는 원상태로 돌아갔다는 보고도 있다. 알리신에서 나오는 아호엔에는 항혈전작용이 있다는 것도 거의 밝혀졌다.

뇌경색·심근경색

보통 사람들은 아주 조그만 상처로 피가 났을 때 잠시만 있으면 피가 응고되어 딱지가 생기거나 저절로 멈추게 된다. 이것은 혈액 자체에 지혈작용이 있고 몸에 내재된 방위기능이 작용하기 때문이다. 그러나 이 딱지도 생기는 곳에 따라 위험한 병의 원인이 되기도 한다.

동맥경화가 진행되면 혈관 내의 벽에 상처가 생겨 그 상처를 복원하려고 혈관 내측에도 딱지가 생긴다. 이것이 혈전이다. 혈전을 만드는 것은 혈소판이라고 불리는 아주 작은 입자인데 혈소판의 가장 중요한 역할은 출혈을 막는 것으로, 혈관의 상처에 닿으면 그곳에 딱 달라붙어 딱지를 형성하려고 한다. 그렇게 되면 혈액의 흐름을 방해해 동맥경화를 진행시켜 결국에는 혈관을 막히게 한다.

뇌의 혈관 내에 혈전이 생기면 뇌경색을, 심장을 둘러싸는 관상동맥에 생기면 심근경색을 일으킨다. 이런 질환을 예방하기 위해서는 혈소판이 응집하는 기능을 억제하는 것이 필요하다. 현재 다양한 혈소판 약이 개발되어 혈전증 예방에 사용되나, 식품 중에도 혈소판 응축을 막는 물질이 있으므로 이런 식품으로 혈전증을 예방하기 위해 신경 써야 한다.

이런 작용을 하는 대표적인 성분은 정어리와 고등어의 정유에 많이 함유되어 있는 EPA이지만, 마늘에도 혈소판이 굳지 않게 하는 매우 강력한 힘이 있다. 마늘의 정유성분은 보통 식용으로 하는 인경(비늘줄기: 땅속줄기의 하나. 짧은 줄기 둘레에 양분을 저장하여 두껍게 된 잎이 많이 겹쳐 구형·타원형·달걀형을 이룬 것. 파·마늘·미나리 등에서 볼 수 있음)이라는 부분에 약 0.1% 함유되어 있는데, 성분의 종류를 각각 조사해본 결과 정유분 속에 5%밖에 함유되어 있지 않은 메틸아릴설파이드(MATS)에 강한 항혈소판 작용이 있다는 것을 알게 되었다.

MATS는 마늘 전체에는 극히 적은 양이 함유되어 있지만 항혈소판 작용은 강력하다. 영국에서 연구한 결과, 마늘 몇 쪽을 먹는 것만으로도 혈소판의 응집을 막을 수 있다는 사실을 알게 되었다. 원래 인간의 몸은 선용(線溶)이라고 불리는 혈전을 녹이는 기능이 있는데 마늘이 이 기능을 활성화한다는 것이다. 마늘은 한 번 먹으면 3일 정도 효과가 지속될 정도로 강력하게 작용하기 때문에 2~4일에 1회, 1~2쪽을 기준으로 먹으면 충분하다.

만병의 원인 감기

마늘은 피로해소, 정력증강에 효과가 있고 저항력을 강화하기 때문에 건강증진에 도움이 되는 것으로 잘 알려져 있다. 마늘의 알리신에는 강한 살균·항바이러스 작용이 있어 감기세균과 인플루엔자 바이러스를 죽이고 그 기능을 현저히 약하게 한다. 그러므로 마늘을 늘 먹으면 바이러스가 접근하기 어려워지며, 침입해오더라도 알리신이 곧 이것을 파괴하기 때문에 쉽게 감기에 걸리지도 않고 설사를 하더라도 치료가 빨라진다.

이처럼 마늘은 감기에 걸리고 나서의 치료효과에는 한계가 있지만 예방효과는 뛰어나다. 또 마늘은 심한 재채기나 기침 등을 동반하는 알레르기성 비염이나 천식·기관지염 등의 호흡기계 질환에도 유효하다. 마늘을 늘 먹을 경우 적당한 섭취량은 하루에 2~3쪽 정도다.

마늘을 과잉섭취하면 위를 망치거나 설사의 원인이 되는 등 역효과를 일으킬 위험도 있기 때문에 주의가 필요하다. 감기에 걸렸을 때와 비염일 경우는 마늘즙을 물에 희석하여 양치를 하면 효과적이다. 마늘의 강력한 살균력이 효과를 발휘하게 되는 것이다. 감기로 목과 가슴이 답답할 때는 마늘즙을 환부에 습포

해도 좋다.

단 피부가 연약한 사람은 습포하기 전에 미리 피부에 실험해 보기 바란다. 또 마늘은 몸을 데워서 혈행을 좋게 하는 기능이 있으므로 마늘 목욕을 하는 것도 좋을 것이다.

당뇨병

당뇨병은 식이요법이 중요하지만 덧붙이고 싶은 것이 마늘이다. 마늘의 알리신은 비타민 B_1과 결합해서 알리티아민이 되지만, 이것은 보통의 비타민 B_1보다 더 당질대사를 촉진한다. 또 알리신은 체내의 비타민 B_6와도 결합해서 췌장의 세포기능을 활성화해 인슐린 분비를 도와 당뇨수치를 정상으로 돌려준다. 마늘과 함께 비타민 C를 복용하면 더욱 효과적이라는 사실도 알 수 있다.

혈당치가 200~300mg인 사람에게 하루에 마늘 2~3쪽과 비타민 C 1g을 병용하게 했더니 마늘만으로는 현저한 효과가 나지 않던 혈당치가 완전히 정상으로 돌아갔다. 이것은 비타민 C가 당소비를 높이기 때문이라고 생각한다.

따라서 당뇨병을 컨트롤하는 기본이 되는 식이요법과 운동요법에 덧붙여 마늘과 비타민 C를 병행하는 요법을 실행하면 좋을 것이다.

신경통

마늘 특유의 매운 성분은 알릴 화합물의 일종으로 황을 함유한 알리인으로 불리는 것이다. 그대로 입에 넣으면 얼얼하지만 이 매운 성분이 신경통을 치유하는 기본이 된다.

마늘은 그 자체를 매일 적당량 먹는 것만으로도 효과가 있지만 조리한 식품으로 섭취해도 한층 더 큰 효과가 나타난다. 신경통을 제거하는 알리티아민(활성비타민 B_1으로 불림)을 만드는 역할을 하는 비타민 B_1을 많이 함유한 식품과 함께 조리하면 단백질도 소화흡수가 잘되기 때문이다.

단백질이 부족하면 체온이 내려가 신진대사기능이 떨어지기 때문에 신경통이 악화된다. 또 체내에서의 비타민 B_1의 기능도 나빠져 신경통을 고치는 효과도 떨어진다. 마늘습포와 마늘 목욕 등 외용법도 효과적이어서 추천할 만하다.

어깨 결림 · 요통

어깨 결림, 목덜미의 통증, 요통 등도 그 원인이 되는 병(질환)을 제거하는 치료가 제일이지만, 그전에 결림을 완화하는 데 마늘을 이용하면 효과가 있다.

또 질환이 없더라도 피로로 인한 어깨 결림 등도 마늘로 해소할 수 있다. 신경통의 경우도 마찬가지지만 마늘을 늘 먹고 마늘

습포와 마늘 목욕 등을 병용하는 것도 좋은 방법이다.

냉증

중국에서는 수천 년 전부터 '음식이 보약' 이란 사고방식이 있었다. 모든 음식을 개개인의 몸 상태와 계절의 변화에 따라 구별해서 먹으면 건강은 증진되고 병도 예방할 수 있다는 것이다.

이 사고방식에 따라 먼저 음식을 크게 '냉' 과 '온' 으로 나눈다. 즉 음식은 몸을 따뜻하게 해주는 것과 차게 해주는 것이 있다는 의미다. 마늘은 몸을 따뜻하게 하는 효과가 뛰어난 대표적인 식품이다.

사람의 유형은 크게 실증(實症: 인체에 병에 대한 저항력이 상당히 있는 상태에서 병이 들어와 있는 증후)이 있는 사람과 허증(虛症: 인체가 병에 대한 저항력이 약해지는 증후)이 있는 사람으로 나눌 수 있는데 마늘을 권하는 유형은 허증 유형이다. 허증 유형은 아랫배가 나오고 피부가 창백하며, 설사를 자주 한다거나 변이 가늘고 부드러워서 충분히 나오지 않으며, 어깨와 목덜미가 뻣뻣해 냉증을 호소하는 사람이 많다.

이런 사람은 마늘을 늘 먹으면 변도 정상적으로 되고 온몸에 활력이 되살아나 따뜻해지고 피부에도 윤기가 생긴다. 역으로 실증인 유형은 활력적이고 쉽게 흥분하며 냉증이 없기 때문에 마늘을 과잉섭취하면 오히려 활력이 과열상태가 되어 컨디션이 깨지기 쉽다. 이런 유형은 체형적으로 허리가 굵고 윗부분이 나온 것이 특징이다.

현대인의 생활병 피곤 · 나른함

피곤과 나른함에는 병이 숨어 있는 경우가 많다. 이런 경우에는 먼저 원인이 되는 병을 치료해야 하지만, 비타민 B_1 결핍증이 되지 않게 하는 것이 중요하다. 여기서 효과를 발휘하는 것이 마늘이다. 비타민 B_1은 원래 몸에 일정량이 흡수되면 그 이상은 흡수되기 힘들지만 마늘은 비타민 B_1을 흡수하기 쉽게 해서 신진대사가 활발하도록 작용한다.

마늘성분 알리신은 비타민 B_1과 결합하면 알리티아민이라는 물질로 바뀐다. 알리티아민은 비타민 B_1과 같은 작용을 하지만 양에 제한 없이 장에 잘 흡수되는 것이 큰 특징이다. 게다가 체

외로 배출되기 쉬운 비타민 B_1과 달리 체내에 오랫동안 머무르는 성질도 있다.

　비타민 B_1은 마늘 자체에도 함유되어 있지만 마늘만 대량 먹을 수 없기에 비타민 B_1을 많이 함유한 식품과 함께 먹으면 효율적이다. 알리신은 또 비타민 B_1 이외의 영양소와도 결합해서 그 영양소의 특성을 유효하게 끌어내는 힘을 지니고 있다.

　단백질과 함께 섭취하면 알리신과 단백질이 결합해 위액분비를 자극하여 단백질의 소화를 돕고 냄새를 억제하는 상승효과를 발휘한다. 세포는 노화함에 따라 영양소의 흡수가 더뎌지고 몸에 쌓인 노폐물을 배출하기 어렵게 되어 세포 전체의 기능이 쇠퇴된다. 그런데 마늘의 알리신은 이 쇠약해진 세포를 활성화해 신진대사를 활발히 하는 작용도 한다.

무좀·피부병

마늘에 강력한 항균·살균작용이 있다는 것은 예로부터 잘 알려져 있다. 그 밖에도 마늘의 알코올 추출물이 콜레라에 효과가 있다는 점, 대장균에 대해 강한 살균작용을 나타낸다는 점, 아메바 이질에 대해서도 상당히 유효하다는 점은 이미 명백하게 밝혀진 사실이다.

세간에서는 무좀약을 발견하면 노벨상감이라고 말할 정도로 무좀에는 특효약이 없다. 그러나 마늘에는 무좀의 원인으로 곰팡이의 일종인 진균에 대항하는 강한 항균력이 있다. 하지만 마늘성분을 약으로 사용하기에는 그 성분이 꽤 긴 기간 변질되지 않아야 하는 안정성의 문제와 인체에 대한 부작용의 문제 등이 있어 아직 내복약이나 주사약으로 응용하기에는 부족하다.

단 마늘 그 자체를 국소에 바르는 국소요법에 대해서는 무좀

매일 마늘목욕을 꾸준히_

과 백선 등의 피부병에 상당한 효과가 기대된다.

이때 간 마늘을 환부에 직접 혹은 거즈에 발라 붙인다. 이것을 하루에 한 번 하는데 간 마늘의 작용은 강하기 때문에 얼얼하거나 아프거나 하면 곧 떼어내고 씻는다. 피부가 약한 사람은 물에 희석하여 바르면 좋다. 마늘의 항균작용은 강력해서 물에 희석해도 그 효과는 그다지 변함이 없다.

그래도 피부에 염증이 생기거나 거칠어지면 아쉽지만 사용을 중단해야 한다. 초마늘도 무좀에는 매우 효과적이다. 또 마늘 목욕도 느긋하게 계속하면 효과가 있으므로 도포하는 것이 맞지 않을 경우 목욕으로 시험 삼아 해보는 것이 좋겠다.

마늘의 항균작용과 함께 마늘이 지닌 신진대사와 혈액순환을 좋게 하는 작용, 세포를 활성화하는 작용 등은 피부 트러블과 피부노화 예방에도 효과가 있다. 마늘 외용법을 활용하면서 늘 마늘을 먹으면 몸속에서부터 건강해질 수 있으므로 한층 더 큰 효과를 기대할 수 있다.

아토피성 피부염

아토피성 피부염은 전신에 습진이 생기는 피부병으로 가려움이 상당히 심한 것이 특징이다. 현재 주로 사용되는 스테로이드 연고 도포나 항알레르기제 복용, 식이요법 등의 치료법으로는 좀처럼 만족할 수 있는 효과가 나타나지 않는 것이 사실이다. 이처럼 까다로운 아토피성 피부염이지만 다양한 약효가 있는 마늘이 치료에 효과를 발휘한다.

먼저 마늘의 보온력으로 혈행이 좋아지고 세포의 활성화를 촉진하며 병든 피부의 회복을 빠르게 할 뿐 아니라, 외부에서 침입해오는 집먼지와 세균에 대해 저항력이 강해지게 한다. 다음으로 피부에 윤기가 충분히 나기 때문에 가려움이 적어지는 것도 생각할 수 있다.

아토피성 피부염에 걸리면 피부에 수분이 적어져 푸석푸석 건조해지기 때문에 가려움이 더욱더 심해진다. 그런데 마늘탕에 4주간 계속 입욕한 결과 피부의 수분량이 6배로 늘어나 건강한 피부에 가까워졌다는 사실을 알 수 있었다.

하나 더 생각할 수 있는 것은 마늘의 유효성분이 피부에 흡수되어 몸의 신진대사를 활발히 해 피부에 좋은 영향을 준다는 점이다. 게다가 마늘의 항균작용이 아토피성 피부염에서 많이 활동하는 세균을 죽이는 기능도 한다.

마늘 목욕은 가정에서 간단히 할 수 있고 냄새도 그다지 신경 쓸 만큼은 아니어서 아토피성 피부염으로 고민하는 분에게 꼭 권하고 싶다. 마늘 목욕만으로 아토피성 피부염이 완전히 낫기는 힘들지만 증상완화를 기대할 수 있다.

개인차는 있지만 2주 정도면 가려움이 완화되고 필요 이상으로 식사에 주의를 기울이지 않아도 좋다. 또 마늘은 피부를 아름답고 매끄럽게 하는 효과도 기대되므로 마늘 입욕제를 사용해보는 것이 좋을 것이다.

TiP 04 마늘의 암 예방 효과에 주목하라

'마늘섭취에 따른 영양학적 효과에 관한 학술회의'라는 제목으로 세계 마늘회의가 1998년 11월 미국 캘리포니아에서 열려, 참석한 세계 12개국의 연구자 160명에게서 다양한 보고가 있었다. 이번 회의에서는 "마늘의 주목해야 할 효과는 생활습관병, 특히 순환기질환과 암 예방에 있다"는 등의 발표가 잇따랐다. 그 중에서도 특히 주목할 점은 마늘의 암 억제 메커니즘이다. 역학조사와 동물실험에서 마늘이 위암, 대장암, 폐암, 유방암, 피부암 발생을 억제한다는 사실이 인정되었다.

펜실베이니아주립대학의 존 밀러 교수 등의 연구에서는, 숙성마늘추출액과 S-알릴시스틴이 발암물질인 니트론 화합물질의 체내생성과 발암물질에 의한 DNA손상을 억제한다는 점이 밝혀졌다. 게다가 발암물질의 생체 내에서의 대사를 억제함으로써 암 발생이 줄어든다는 점도 밝혀지고 있다. 마늘에서 나온 황화합물은 발암물질의 대사활성화에 관여하고 있는 효소 P450 2E1을 억제하고 해독효소 글루타치온 S-트란스페라제를 활성화한다.

또 미국 암연구소의 웨이첸 유 박사 등이 중국에서 벌인 역학조사에 따르면 위의 병변(위염·만성위축성위염·장상피화생·이형성)이 진행됨에 따라 헬리코박터(H.) 파일로리균 감염률이 높다고 한다. 흥미 있는 점은 마늘 섭취량이 늘어남에 따라 H. 파일로리균 감염률이 감소한다는 사실이다. 즉 마늘을 섭취하면 H. 파일로리균 감염을 예방하고 나아가서는 위암 발생도 억제한다는 것이다.

알리신 발견 이래 알리신이 마늘의 유효성분의 전부인 것처럼 알려졌지만 이번 회의에서는 알리신 대신에 S-알릴시스틴으로 대표되는 수용성 황화합물이 각광을 받았다. 순환기질환과 암 예방에 덧붙여 항산화작용, 간 보호작용, 허혈에 뇌세포 방호작용 등을 한다는 것이 보고되었다. －세계 마늘회의 보고 중

언론에서 소개한 마늘의 효능

마늘, 심장병 예방 효과

마늘이 심장병을 예방하는 효과가 있는 것으로 밝혀졌다. 미국 메모리얼 슬론 케터링 암센터의 미셸 로이 박사와 코넬대학 의과대학의 리처드 리블린 박사(임상영양학)는 최근 발표한 연구보고서에서 지금까지 발표된 마늘의 효과에 관한 연구보고서들을 종합 분석한 결과, 마늘이 건강에 여러 가지 효과가 있지만 특히 심장병을 예방하는 데 효과가 있는 것으로 나타났다고 밝혔다.

이들은 마늘이 혈중 총콜레스테롤·악성 콜레스테롤, 혈압을 떨어뜨리고 혈액희석 작용을 통해 혈전과 뇌졸중 위험을 감소시키는 외에 항산화물질 기능도 있다고 말했다.

이들은 그러나 연구보고서들이 모두 마늘과 심장병 위험 감소 사이의 관계를 보여주는 것은 아니기 때문에 마늘이 어떻게 혈중 콜레스테롤을 떨어뜨리는지에 대한 연구가 더 필요하다고 지적했다.

〈한겨레〉

마늘, 암 위험 50%까지 줄인다

마늘의 건강효능이 과학적으로 속속 입증되고 있다. 미국 국립암연구소(NCI)와 중국 상하이암연구소는 상하이 거주 전립선암 환자 238명, 정상인 471명을 조사한 결과 마늘, 골파, 양파를 즐겨 먹은 사람의 전립선암 발생 위험이 50~70%나 낮은 것으로 나타났다고 밝혔다.

특히 국내산 마늘의 항암효과는 중국산보다 훨씬 우수한 것으로 나타났다. 한국식품개발원 신동빈 박사는 "위암, 폐암, 대장암, 간암, 유방암 등 각종 암세포에 세 종류의 마늘(서산산, 국내산 난지형, 중국산)을 주입한 결과 국내산의 암세포 성장억제효과가 중국산보다 훨씬 높았다. 특히 서산산 마늘은 위암세포의 81%(난지형은 75%)를 죽인 데 비해 중국산은 13%를 죽이는 데 그쳤다"고 말했다.

국산 마늘과 중국산 마늘은 외형으로 분간할 수 있다. 국산 통마늘은 가는 수염뿌리가 붙어 있고 속껍질이 잘 벗겨지지 않으며 마늘이 길고 가늘다.

중국산 통마늘은 수염뿌리가 없거나 적고, 속껍질이 쉽게 벗겨지며 마늘이 크고 통통하다. 또 국산 깐 마늘은 색깔이 연하고 맑게 보이며 마늘 면이 세 개지만 중국산 깐 마늘은 색깔이 우윳빛이고 마늘 면이 네 개 이상이다. 〈중앙일보〉

마늘추출물 항암효과, 국내 의료진 미국 특허 얻어

국내 의료진이 마늘추출물이 전립선암과 방광암 예방에 효능이 있다는 것을 동물 임상실험을 통해 입증해 미국 특허를 받았다. 고려대 안암병원 비뇨기과 천준 교수는 미국 특허상표청에서 '전립선암과 방광암의 예방, 치료제로서 마늘 항암성분의 제조 및 임상적 이용'에 대한 특허를 획득했다고 밝혔다.

천 교수는 실험용 쥐 38마리에 인체 전립선암 세포를 이식한 뒤 30마리에는 마늘추출물(알리신)을 1주 간격으로 5주간 투여했고 나머지 8마리에는 생리식염수를 투여한 결과, 생리식염수를 투여한 쥐는 100% 암에 걸린 데 비해 마늘추출물을 투여한 쥐는 4마리에서만 암이 발생했다고 설명했다. 〈한겨레〉

미국 동물실험 결과 생마늘이 장암 억제

장암을 막으려면 생마늘을 먹어라. 매일 생마늘을 반쪽씩 먹으면 장암 억제 효과가 있다는 동물실험 결과가 나왔다. 뉴질랜드의 루아쿠라농업연구소 연구팀은 "쥐를 대상으로 실험한 결과, 마늘을 섭취하면 '디알릴 디설파이드'라는 물질이 장에서 발암물질 생성을 억제하는 효소를 만들어내는 것을 확인했다"고 최근 밝혔다.

디알릴 디설파이드는 생마늘을 쪼개거나 으깰 때 생기며, 1995년 미국 펜실베이니아주립대학 연구팀에 의해 장암 억제효과가 입증됐다.

마늘은 심장병 예방과 면역체계 강화 효과 등이 입증돼 있으나, 발암물질을 억제하는 정확한 과정은 지금까지 밝혀지지 않았다. 연구팀은 "쥐에 5일간 체중 1kg당 0.075~0.3mg의 디설파이드를 투여한 결과 발암물질 효소 생성량이 20~60% 증가했다. 이는 사람으로 치면 하루에 생마늘 반쪽, 익힌 마늘 네 쪽 반에 해당하는 양이다"라고 말했다.

연구팀의 렉스 먼데이 연구원은 "지금까지는 마늘로 의학적 효과를 보려면 자기 체중만큼 먹어야 한다는 게 정설이었다. 이번 연구는 마늘을 평소 조금씩만 먹어도 항암효과가 있다는 사실을 입증한 것이다"라고 말했다. 이 연구결과는 국제 학술지인 〈영양과 암〉 최신호에 발표될 예정이다.

그러나 영국의 '암연구운동'이라는 단체의 레슬리 워커 과학정보팀장은 "디알릴 디설파이드는 장암세포 자체를 공격하는 것이 아니라 장암 발생 위험을 낮추는 물질과 관계될 뿐이다. 더욱이 이번 발표는 동물실험 결과이므로 인체에도 같은 효과를 보일지는 더 연구해봐야 알 수 있다"고 말했다. 〈조선일보〉

마늘성분 뽑아내 암 예방약 국내 첫 개발

마늘성분으로 만든 암 예방약이 국내에서 처음으로 개발됐다. 서울대 신의약품개발연구센터 김낙두 교수팀은 마늘에서 추출한 천연항암성분인 디알릴 설파이드에 방향족화합물인 피라진을 붙여 만든 '2-AP'라는 약을 동물실험한 결과 암 예방 효과가 있었다고 밝혔다.

연구팀은 이 약이 지난 2년 동안 쥐를 이용한 동물실험에서 간암·폐암·피부암 등을 억제하는 효과가 있었으며, 안전성 실험에서도 부작용이 적은 것으로 나타났다고 밝혔다.

김 교수는 "마늘성분은 파·양파·녹차·양배추 등과 함께 암을 예방하는 효과가 있는 것으로 알려져 있으며, 이번에 개발된 약은 마늘에서 뽑아낸 천연성분보다 암 예방 효과가 2~3배 정도 큰 것으로 보인다"고 말했다.

연구팀은 '2-AP'의 제조 특허를 미국과 일본에 등록했으나 국내에서는 임상실험이 어려워 외국제약회사에 특허를 판매할 계획이다.

김 교수는 "암 예방 의약품은 전 세계적으로 아직 없지만 미국이 양배추 성분으로 만든 올티프라즈라는 의약품을 중국에서 임상실험해 곧 시판될 전망이다"라고 말했다.

〈한겨레〉

마늘 속 알리신 성분에 항균 기능

병원성 대장균 O-157에 대한 한국인의 피해가 적은 것은 한국인이 즐겨 먹는 마늘에 항균성이 있기 때문이 아닐까 추측된다. 이 같은 마늘의 항균 메커니즘이 이스라엘 과학자들에 의해 처음으로 규명됐다.

이스라엘 바이츠만연구소는 최근 분자 메커니즘 수준에서 마늘의 질병치료 효과를 입증하는 연구결과를 차례로 발표했다. 미국 미생물학회의 저널 〈항생제와 화학요법〉에 실린 논문은, 마늘즙의 주성분인 알리신에 세균감염을 막아주는 기능이 있음을 밝히면서, 감염치료용 천연 광범위 항생제로 마늘을 활용할 수 있다고 주장했다.

이 연구소는 다른 저널에 곧 발표할 논문에서는 마늘의 알리신이 심장병을 비롯한 각종 질병의 예방에도 기여한다는 연구결과를 발표할 예정이다.

마늘의 알리신은 옛날부터 흙 속의 기생충이나 곰팡이를 퇴치해주는 것으로 알려져 왔다. 바이츠만연구소의 과학자들에 따르면 알리신은 시스틴 프로티나제라는 효소와 알코올 분해효소를 차단함으로써 병원성 세균을 무력화시키는 것으로 나타났다. 이와 함께 알리신에는 종양의 성장을 저해하는 산화방지제 기능도

있는 것으로 밝혀졌다. 〈조선일보〉

마늘, 수은중독 예방에 효능

마늘로 수은중독을 예방할 수 있다는 연구결과가 나왔다. 인제대 이진헌 교수(환경보건과)는 〈임신한 흰쥐를 대상으로 한 마늘의 메틸수은방어효과〉라는 논문에서 마늘이 수은중독에 따른 영향을 현저히 감소시킬 수 있다고 주장했다.

강장식품인 마늘이 암이나 심장병, 고혈압 등을 예방한다는 보고는 있었으나 수은중독을 예방할 수 있다는 연구결과는 이번이 처음이다. 이는 마늘에 들어 있는 글루타치온이나 호모시스테인, 디알릴 설파이드 등의 화합물 때문인 것으로 분석됐다. 이들 화합물이 체내조직에 대신 달라붙어 수은을 배설해 수은중독을 막는다는 것이다.

이 교수는 이번 실험에서 임신 7일 된 흰쥐 20마리에게는 일상생활에서 주로 이용되는 염화메틸수은만 먹이고 나머지 20마리에게는 염화메틸수은과 마늘을 함께 먹였다. 그 결과 체중 1kg당 20mg의 염화메틸수은을 투여한 어미쥐는 그 후 2~6일 동안 체중이 줄어든 것으로 나타났다.

마늘을 함께 먹은 어미쥐의 경우 수은만 먹은 쥐에 비해 체중이 늘어나 임신 20일째 되면서 5.7%에서 32.5%까지 체중이 증가했다. 또 마늘을 함께 먹은 쥐는 수은만 먹은 쥐보다 10%나 사망률이 낮고 태아착상도 좋았다는 것. 간장이나 태반, 신장, 뇌 등의 장기에 축적되는 수은양도 감소시켰고 태아의 골격형성을 돕는 것으로 나타났다.

이 교수는 "마늘을 지나치게 많이 먹을 경우 빈혈이나 고환기능장애와 같은 부작용이 있는 것으로 알려져 있지만 마늘을 적당히 먹을 경우 중금속 예방효과가 있다"고 말했다. 하루 평균 섭취량은 체중 1kg당 1g 정도다. 〈세계일보〉

마늘이 심혈관계에 좋은 이유

마늘이 혈관이완, 혈전예방 등에 효능이 있는 이유가 과학적으로 규명됐다. 미국 앨라배마대학 생리학교수 데이비드 크라우스 박사는 마늘이 심혈관계 건강에 긍정적인 영향을 미치는 것은 그 주성분인 알리신의 직접적인 효과가 아니라 알리신을 포함한 마늘의 활성성분들이 대사되는 과정에서 화학적 메신저인 황화수소가 만들어지기 때문이라고 밝혔다.

황화수소는 원유의 정제과정에서 부산물로 나오는 썩은 달걀 냄새가 나는 독성물질이지만 우리 몸에서도 자연적으로 만들어지며 혈관을 이완시키고 혈류를 늘리라는 세포의 신호를 전달하는 역할을 수행한다.

크라우스 박사는 시험관실험에서 마늘에서 짠 즙을 소량 사람의 적혈구에 첨가한 결과 적혈구에서 즉각적으로 황화수소가 방출되기 시작했으며 황화수소는 세포(적혈구) 안에서도 소량 만들어졌지만 핵심적인 화학반응은 주로 세포막에서 이뤄졌다고 밝혔다.

이 실험에 사용된 마늘즙은 중간 크기의 마늘 두 쪽에 해당하는 분량이라고 크라우스 박사는 말했다.

크라우스 박사는 이어 쥐의 대동맥(심장에서 혈액이 방출되는 간선동맥) 한 부분을 마늘에 많이 들어 있는 유기다황화물(organic polysulphide)이 함유된 용액에 노출시킨 결과 황화수소가 생성되면서 혈관이 이완되기 시작했다고 말했다. 〈연합뉴스〉

영국, 천연 비아그라 소문에 불티

"고개 숙인 남성들이여, 마늘을 먹어라!" 앞으로 이런 표어가 유행할지도 모른다. 적어도 영국에서는 그렇다. 최근 영국인들의 마늘 소비량이 크게 늘었다.

영국 〈메트로〉가 보도한 바에 따르면 영국 BBC의 TV쇼 '음식에 대한 진실(The Truth About Food)'에서 마늘이 발기부전 치료에 효과적이라는 실험결과를 발표한 후 영국 마늘 소비가 32%나 늘었다고 한다.

영국 슈퍼마켓 체인 아스다의 폴 레이 마늘 판매 담당자는 "최근 몇 년 동안 건강에 대한 관심으로 영국 마늘 판매량이 꾸준히 상승해왔고, 특히 BBC 프로그램 방송 이후 반응이 폭발적이다"라고 말했다.

BBC는 이 프로그램에서 콜레스테롤 수치가 높아 발기부전을 겪는 7명의 지원자를 선발해 석 달 동안 하루 4쪽씩 생마늘을 먹게 했다. 그 후 성기능 변화를 관찰하자 놀랍게도 7명 중 6명이 크게 좋아졌다고 한다. BBC가 주목한 마늘의 비밀은 바로 알리신이다.

알리신은 마늘의 독특한 냄새와 매운맛을 내는 주된 성분으로 혈액순환을 촉진하고 해면체를 강화하는 기능을 한다. 심리적인 발기부전에는 효과가 없지만, 혈류 공급 부족으로 일어난 성기능 장애에는 큰 효능을 보이는 것으로 나타났다.

〈뉴욕타임스〉가 선정한 '10대 건강식품'으로도 인정받은 마늘은 영국뿐 아니라 전 세계적으로 소비가 증가하는 추세다. 1998년 전 세계 마늘 총생산량은 87억 톤이었으나 2004년에는

130억 톤으로 늘었다. 1인당 마늘 소비량도 1998년 0.6kg에서 2004년 0.8kg으로 6년 사이 30% 이상 증가했다.

　마늘 소비 증가는 북미지역에서도 뚜렷하게 나타났다. 미국 농림부는 "미국의 마늘 소비율은 1991년에서 2000년 사이 10년 동안 특히 폭발적으로 늘었다"고 밝혔다. 1인당 연간 소비량이 3배 이상 증가하고, 재배 면적도 6,500만㎡에서 1억 6,600만㎡로 늘었다.

　미국 농림부는 "마늘이 건강에 좋다는 인식이 늘어 마늘을 사용한 요리가 인기를 얻고, 마늘로 만든 건강보조식품이 늘었기 때문이다"라고 원인을 분석했다. 미국뿐 아니라 캐나다 역시 1981년에서 2001년 사이 마늘 소비량이 3배 증가했다.

　우리나라도 전 세계에서 손꼽히는 '마늘 선진국'이다. 국내 마늘 소비량은 연간 35만 톤이며, 1인당 소비량은 연간 7kg 내외다. 중국산 김치 때문에 조금씩 감소하는 추세지만, 여전히 세계 평균에 비해 압도적으로 높다. 생산량도 중국, 인도에 이어 세계에서 세 번째로 많은 33만 톤이다.

　마늘은 생으로 먹는 것이 영양가치가 가장 높지만, 매운맛과 냄새 때문에 쉽지 않다. 그래서 마늘의 성분은 그대로 유지하고 독한 맛을 제거한 건강보조식품이 많이 개발되고 있다. 마늘 연구가 활발한 나라는 미국, 독일, 일본 등인데, 미국에는 캡슐, 파우더, 오일 등 다양한 형태의 마늘 건강보조식품이 1,300종이 넘는다. 국내에서도 마늘환이나 마늘즙 형태의 마늘 건강보조식품이 판매된다. 〈매일경제〉

마늘이 건강에 좋은 이유 찾았다

마늘의 건강효과는 독특한 마늘향을 내는 항균성분인 알리신이 분해될 때 만들어지는 물질이 강력한 항산화작용을 하기 때문이라는 연구결과가 나왔다. 캐나다 퀸스대학 더렉 프랫(화학) 교수팀은 화학분야 국제저널 〈앙게반테 케미(Angewandte Chemie)〉에서 합성 알리신을 이용한 실험을 통해 알리신이 분해될 때 생성되는 설펜산이 활성산소와 매우 빠르게 반응한다는 사실을 확인했다고 밝혔다.

마늘의 독특한 향과 맛을 내는 성분인 알리신은 알려진 물질 중 항산화작용을 가장 강력하게 하는 것으로 알려져 왔으나 어떻게 비타민 E 등 다른 항산화물질보다 훨씬 강력한 항산화효과를 내는지는 밝혀지지 않았다.

프랫 교수는 "마늘의 항산화작용은 잘 알려져 있지만 마늘에는 녹차나 포도에 들어 있는 강력한 항산화물질인 플라보노이드 같은 알려진 항산화물질이 없기 때문에 그 작용 메커니즘은 여전히 수수께끼였다"고 말했다.

연구진은 알리신 자체보다는 알리신이 분해될 때 생성되는 물질이 활성산소를 효과적으로 제거할 것으로 예상하고 인공 합성된 알리신과 그 분해산물을 활성산소와 반응시키는 실험을 했다. 그 결과 알리신이 분해될 때 만들어지는 설펜산이 생성 후 매우 **빠른 속도**로 활성산소와 반응하는 것으로 나타났다.

프랫 교수는 "설펜산과 활성산소의 반응속도는 놀랍도록 **빨**랐다. 지금까지 천연물질이든 합성물질이든 이렇게 빠른 반응속도를 보인 항산화물질이 발견된 적은 없었다"고 말했다. 그는 또 "알리신 화합물이 강력한 항산화작용을 하려면 기본적으로 분해가 돼야 한다. 설펜산의 이런 강력한 반응성이 마늘의 건강효과와 관련이 있을 것으로 확신한다"고 덧붙였다.

마늘은 양파나 부추, 샬롯 등과 같이 부추과에 속하고 이들 식물은 모두 알리신과 비슷한 물질을 가지고 있지만 항산화효과 등 작용 특성은 모두 다르다. 연구진은 이에 대해 양파와 부추, 샬롯에 들어 있는 알리신 유사물질은 마늘의 알리신보다 느리게 분해돼 설펜산의 양이 적기 때문에 활성산소 속도가 마늘보다 떨어지는 것으로 추정했다.

〈연합뉴스〉

알코올성 치매 예방 '마늘'이 효자

너나없이 어렵다고 하는 요즘, 대한민국 가장들의 지친 일상을 달래는 벗으로 술만 한 것이 또 있을까. 하지만 최근 발표된 연구결과에 따르면, 하루 한 잔이라도 날마다 계속 마시면 뇌세포가 크게 손상될 수 있다고 하니 과음은 절대 금물이다.

미국 웰슬리대학 팀이 33~88세 성인 1,839명을 대상으로 음주 습관과 뇌의 크기를 측정한 결과, 술을 즐겨 마시는 사람은 술을 자주 마시지 않는 사람보다 뇌세포가 빨리 파괴돼 뇌 크기가 0.6~1.3% 작은 것으로 나타났다.

이와 관련해 치매는 여성이 더 잘 걸린다는 속설이 있으나 과학적으로 치매 발생에 남녀 차이는 거의 없다. 오히려 한국인에게 많이 나타나는 알코올성 치매는 남성에게 발생률이 더 높은 것으로 알려졌다.

술이 뇌세포를 망가뜨려 일어나는 질환인 알코올성 치매의 전조증상은 기억력이 점점 흐려지는 것. 예방하려면 당장 술을 끊는 것이 상책이지만 그나마 술로 고된 일상을 달래는 '아저씨'들에게 뇌세포가 파괴되는 것을 막아주는 푸드 테라피를 소개한다. 바로 이러한 식품으로 마늘이 있다.

마늘은 세계 노화학자들이 노화방지 식품으로 주목하는 1순위

식품이다. 특히 마늘은 뇌세포 퇴화를 막는 효과가 크다고 알려졌는데, 이는 마늘에 풍부하게 함유된 아연 성분 덕분이다. 아연은 서양에서 흔히 '섹스 미네랄'로 분류할 만큼 정력을 강화하는 효과가 크므로, 마늘은 남성들이 평생 약처럼 섭취하면 좋다.

먹는 방법은 하루 2~3알씩 되도록 생마늘로 섭취하기를 권한다. 왜냐하면 마늘의 매운맛과 냄새가 나게 하는 알리신이라는 성분이 체내 흡수과정에서 호르몬의 생성을 도와 노화를 억제하는 효과를 발휘하기 때문이다.

단, 생마늘을 한꺼번에 많이 먹으면 위장에 부담을 줄 수 있으므로 조금씩 꾸준히 먹는 습관이 중요하다. 그러나 잠깐, 마늘이 아무리 남성에게 좋은 보약이라 해도 입에서 지독한 마늘 냄새를 풍기는 남성을 좋아할 사람은 없다. 마늘을 먹고 난 뒤 녹차나 우유, 과일 등으로 입가심하면 냄새가 한결 줄어든다.

〈주간동아〉

뇌종양에는 마늘이 특효

마늘에 들어 있는 유기황화합물이 뇌종양 치료에 효과가 있다는 연구결과가 나왔다. 미국 사우스캐롤라이나대학 의과대 신경과학교수 스워펀 레이 박사는 미국암학회 학술지 〈암(Cancer)〉

9월호에 실린 연구논문에서 마늘에 함유된 세 가지 유기황화합물(DAS, DADS, DATS)이 뇌종양의 하나인 교모세포종의 암세포를 제거하는 효능이 있다고 밝힌 것으로 메디컬 뉴스 투데이가 보도했다.

세 가지 유기황화합물 중 특히 DATS가 효능이 가장 큰 것으로 나타났다고 레이 박사는 말했다. 레이 박사는 암세포는 급속히 성장하기 위해 강도 높은 대사활동과 많은 에너지가 필요한데 마늘의 유기황화합물은 뇌종양 세포에 반응성이 높은 활성산소를 만들어 암세포를 죽인다고 밝혔다.

마늘에서 추출한 유기황화합물은 소분자이기 때문에 종양이 발생한 뇌부위에 이를 전달하기 위해 복잡한 수단이 필요 없다고 레이 박사는 말했다.

레이 박사는 마늘의 이 성분은 앞으로 뇌종양을 치료할 수 있는 천연약물로 크게 기대를 걸 수 있을 것이라고 말하고 앞으로 임상시험까지 가려면 동물실험을 거쳐야 할 것이라고 밝혔다.

레이 박사에 따르면 마늘의 이러한 항암효과를 기대하려면 신선한 마늘을 껍질을 벗긴 뒤 약 15분 그대로 두었다가 먹거나 조리해야 한다고 한다. 그렇게 해야 항암성분을 만들어내는 효소인 알리나아제가 방출된다는 것이다.

〈연합뉴스〉

냄새나는 마늘로 지구온난화 막는다

소와 양같이 되새김질하는 반추동물은 트림이나 방귀를 통해 엄청난 양의 메탄가스를 배출한다. 실제 전 세계 13억 마리의 소들이 연간 토해내는 메탄가스의 양만 해도 1억 톤에 달한다. 메탄가스는 이산화탄소와 함께 지구온난화의 대표적 주범 중 하나다. 특히 메탄가스는 이산화탄소보다 20배나 더 유해하며, 적은 양이 방출되더라도 기후변화에 막대한 영향을 미친다.

호주 웨일스대학의 과학자들이 주도하는 연구그룹은 지구온난화를 억제하기 위해 소와 양 등 반추동물의 트림이나 방귀를 줄이는 식이요법을 3년 동안 연구, 마늘이 상당한 효과가 있다는 것을 최근 알아냈다. 좋지 않은 냄새를 풍기는 마늘을 동물에게 먹이면 메탄가스를 발생시키는 장내 미생물을 제거할 수 있다는 것.

실제 연구자들이 마늘이 첨가된 사료를 인공 제작된 소의 위장에 넣자 일일 메탄가스 배출량이 평소보다 50%나 줄어든 것으로 나타났다.

이들에게 남은 과제는 소의 사료에 마늘을 넣으면 우유나 고기의 맛이 변하지 않는지를 확인하는 것이다. 소와 양이 마늘을 먹으면 메탄가스 방출의 감소를 통해 지구온난화 방지에 도움이 되지만 이를 사람에게 적용해도 같은 결과가 나올까. 물론 아니다. 소가 하루에 배출하는 메탄가스의 양은 약 490L이지만 사람이 배출하는 양은 1L도 안 되기 때문이다. 〈서울경제〉

마늘, 콩 많이 나는 마을 장수만세

국내 100세 이상 노인들이 거주하는 장수마을에서는 마늘과 콩을 많이 재배하고 소비한다는 연구결과가 나왔다. 원광대 보건대학원 김종인 교수는 19일 〈100세 이상 호주인과 한국인에 대한 사회 환경요인〉이란 제목의 논문에서 이같이 밝혔다. 김 교수는 2001년도 한국과 호주의 통계청 인구조사 자료를 바탕으로 100세 이상 노인 4,700여 명이 거주하는 406개 지역의 사회·환경적 특성을 규명했다.

조사 결과 한국의 도시지역은 수질오염도와 도로포장률이 낮고, 주택보급률이 높은 곳에 100세 이상 인구가 많았다. 농촌지역은 수질오염이 적고 마늘과 콩을 많이 재배하고 소비하는 곳일수록 100세 이상 인구가 많았다.

거주지역이 광역시 규모의 대도시인 경우 담배 소비가 낮고 대기오염이 적을수록, 도 단위에서는 재정자립도가 낮고 자동차 등록 대수가 적을수록 100세 이상 인구가 많았다. 인구 10만 명당 30명 이상의 100세 노인이 거주하는 '장수마을'로는 전남 보성군(41명)과 전북 순창군(30명)이 꼽혔다.

　호주의 경우 대도시는 소득수준이 낮을수록, 주(States) 지역은 양파와 보리를 많이 생산하고 담배소비가 낮은 지역일수록 100세 이상 인구가 많았다. 또 이혼율과 대기오염 수치가 낮고 자동차 수가 적으면서 주택보급률이 높을수록 100세 이상 인구가 많았다. 〈경향신문〉

ns
3장

가장 효과적인 마늘 이용법

만들어두면 편리한 365일 마늘 반찬, 냄새를 없애는
조리법, 마늘 외용법, 마늘 미용법에 대해 알아본다.

가장 효과적인 마늘 이용법

맛있게 먹고 마시면 스태미나에 만점

적당량 매일 먹는다

마늘의 약효를 가장 잘 살리는 복용법은 매일 적당량을 먹는 것이다. 한꺼번에 많이 먹는 것은 오히려 역효과·부작용이 나타날 수 있으므로 주의가 필요하다. 하루에 1~3쪽을 기준으로 매일 계속해서 먹는 것이 가장 좋은 섭취법이다. 위장이 약하거나 컨디션이 나쁠 때는 양을 조절하면 좋다.

배가 고플 때 생마늘은 금물

공복에 생마늘을 먹으면 위 점막을 자극해 위통을 일으켜 뒹굴 정도로 고통을 받을 수 있다. 생으로 먹는 것이 가장 효과적인 방법이지만 섭취량에 주의하고 위의 상태도 잘 생각해서 공복에는 생으로 먹지 않는 것이 좋다.

맛있게 먹기 좋은 절임

식초나 간장 등에 푹 절여 보관해두면 언제나 편하게 먹을 수 있어 마치 귀중한 보물과도 같다. 게다가 절이는 시간이 길어질수록 냄새도 약해지고 맛이 들어서 먹기에도 좋다. 오랫동안 보관할 수 있어 일 년 내내 이용할 수 있고 절임(물·국물)도 요리에 사용할 수 있어 편리하다. 8월경에 품질 좋은 마늘이 시장에 나오니까 한꺼번에 사서 만들어두면 좋을 것이다.

만들어두면 365일이 든든한 마늘 건강식

마늘과 식초의 상승효과를 기대할 수 있는 초마늘

마늘을 식초에 담가 만드는 초마늘은 신경 쓰이는 냄새가 거의 없어 마늘 냄새에 약한 사람들도 먹기 쉽다. 마늘 특유의 냄새는 그 성분인 알리신이 알리나아제라는 효소에 분해되어 냄새가 강한 알리신과 그 유사물질로 변화·발산함에 따라 생기는 것이다. 그런데 알리나아제는 산에 약하기 때문에 마늘을 식초에 담가두면 효소의 작용이 억제되므로 초마늘에는 마늘 특유의 냄새가 없는 것이다.

알리신은 냄새의 발생원임과 동시에 마늘의 다양한 약효를 내는 유효성분이기도 하다. 그렇다면 식초에 의해 알리신이 만들어지지 않는다면 마늘의 약효도 기대할 수 없다고도 생각할 수 있다. 그러나 마늘이 체내에 들어오면 다른 식품 속에 존재하는 알리나아제와 비타민 B_6의 작용으로 알리신이 만들어지는 것이다. 더욱이 마늘에는 알리신 기능을 하는 스콜지닌이라는 유효성분도 많이 함유되어 있기 때문에 전혀 걱정이 없다.

식초 그 자체만으로도 피로해소, 동맥경화예방, 위장기능의 개선, 살균작용 등 효과가 많다. 여기에 마늘의 기능이 합해지면 식욕증진, 스태미나향상, 강장강정효과 등도 더욱 커진다.

초마늘에는 간장기능을 좋게 하는 효과가 있음이 확인되고 있다. 특히 예방에는 도움이 많이 되며 초기의 간기능 장애라면 충분히 회복시킬 수 있다. 술을 많이 마시는 사람과 간 상태가 좋지 않은 사람은 평소에 초마늘을 섭취해 간을 지키도록 신경 쓰는 것이 좋다. 또 술을 마시기 전에 초마늘을 2~3개 정도 먹어두면 간장이 알리신에 의해 활성화되어 알코올의 분해가 빨라져서 숙취하지 않을 수 있다.

식욕이 감퇴하기 쉬운 하절기에도 초마늘은 빼놓을 수 없다. 쉬 피곤해지고 식욕이 없으며 발이 붓는 등의 증상은 비타민 B_1이 부족하기 때문에 나타난다. 비타민 B_1은 탄수화물을 에너지로 바꿀 때 필요한 영양소로 부족하면 식욕이 떨어져 쉬 피곤해진다.

초마늘은 이 비타민 B_1의 효율을 좋게 하는 데에 적합하다. 왜냐하면 마늘 속에 있는 알리신과 비타민 B_1이 결합한 알리티아민이라는 물질이 장기 내에서 분해되어 비타민 B_1으로서의 기능

마늘+식초로 두 배의 효과

을 하기 때문이다. 아울러 식초와 함께 섭취하므로 비타민 B_1은 물론 철·칼슘 등의 미네랄류가 마늘성분의 흡수를 높인다. 그 밖에도 동맥경화, 고혈압, 심근경색, 감기 등 각종 질환증상을 미연에 방지하는 효과를 기대할 수 있다.

외용으로 가장 효과가 높은 것은 무좀치료이다. 마늘의 살균력은 무좀의 원인인 백선균 곰팡이를 죽이므로 초마늘을 외용하는 것은 이치에 딱 맞는 셈이다. 외용하면서 동시에 꾸준히 먹으면 더 효과적이다.

❓ 만드는 방법

이것은 어디까지나 기본적인 방법으로 취향에 맞게 식초의 종류를 바꾼다든지 벌꿀 등의 감미료를 넣어보는 것도 괜찮다. 색이 바뀌면 식초를 한 번 버리고 새 식초를 넣는 등 독자적인 방법을 연구해보면 여러 가지로 즐길 수 있다.

1. 식초, 마늘, 밀폐용기를 준비한다. 식초는 취향에 따라 현미식초, 사과식초, 양조식초 중 어느 것이든 좋다.
2. 마늘을 한 쪽씩 나누어 껍질을 벗긴다.
3. 깐 마늘은 양쪽 끝을 잘라 깨끗이 해둔다. 알이 큰 것은 잘 절여지도록 반으로 자른다.

1 식초, 마늘, 보관용 병을 준비한다. 식초는 취향에 따라 사과식초나 현미식초나 어떤 것이든 상관없다. 벌꿀 등의 감미료를 첨가해도 좋다.

2 마늘껍질은 겉껍질과 속껍질을 모두 벗긴다. 알이 큰 마늘은 반으로 나눈다.

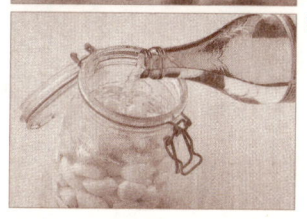
3 2를 깨끗이 씻고 수분을 제거한 후 보관용 병에 넣는다. 식초는 마늘이 잠기는 정도보다 조금 더 붓는다. 10일 정도 둔 후 거품이 난 식초는 버리고 새로운 식초를 부어둔다. 한 달이 지나면 먹을 수 있으나 오래 담가둘수록 냄새가 줄어든다.

4 자른 마늘은 흐르는 물에 잘 씻어 소쿠리에 담아 물기를 뺀다.

5 마늘을 밀폐용기에 넣고 식초를 마늘 높이보다 조금 많은 듯이 부어준다. 벌꿀 등의 감미료를 넣을 때는 그 분량만큼 식초를 적게 넣는 것이 좋다.

6 기호에 따라 꿀 등의 감미료를 넣으면 식초 맛이 부드러워져 먹기 좋아진다.

7 시간이 지나면 마늘이 식초를 흡수하기 때문에 식초가 줄어들면 추가해 가면서 냉암소에 보관한다. 1개월 정도 두면 먹을 수 있다.

8 마늘의 종류에 따라 식초가 푸르게 변하는 경우가 있지만 그대로 놔두면 옅은 적갈색으로 변한다. 푸른빛이 돌아도 특별히 문제될 것은 없다.

건강과 장수의 근원인 맛있는 마늘흑설탕절임

마늘흑설탕절임은 예로부터 전해오는 대표적인 절임음식이다. 흑설탕은 중국에서는 적사탕(赤沙糖)이라 불리며 간장과 소화기계의 기능을 돕는다. 그 때문에 간장과 소화기계의 약을 먹기 전에 먹어두면 좋다.

흑설탕은 칼슘이 풍부해 흑설탕 100g당 칼슘이 240mg이나 들어 있으며 인, 철, 나트륨 등도 많이 함유하고 있다. 마늘흑설탕절

마늘흑설탕절임

임은 마늘의 약효와 흑설탕의 효소가 어우러진 건강식품이다.

🔎 만드는 방법

마늘흑설탕절임도 이렇다 하게 정해진 조리법은 없다. 익숙해지면 자유롭게 시도해보는 것도 좋겠지만 우선은 실패하지 않도록 가장 기본적인 조리법을 소개한다. 마늘은 8월경에 나오는 햇마늘이 적당하다.

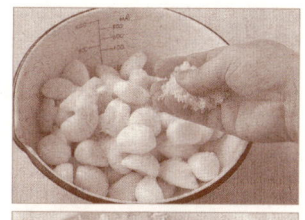

1 마늘 1kg을 겉껍질과 속껍질을 모두 벗겨서 60~80g의 굵은소금을 뿌려 잘 섞은 후 3kg 정도의 돌멩이로 눌러 3일 이상 둔다.

2 흑설탕 800g을 준비한다.

3 1에서 소금물을 버리고 잘 씻어 소쿠리에 담는다. 마른행주로 물기를 깨끗이 닦아 보관용기에 넣고 2의 흑설탕을 넣는다.

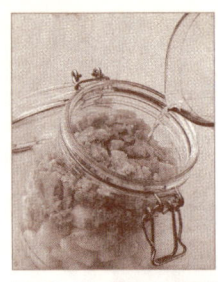

4 부패를 방지하기 위해 소주 50mg을 붓고 밀봉한 후 냉암소에 보관한다. 2개월이 지나면 먹을 수 있지만 3개월 이상 절이면 더 맛있다.

5 완성 후 국물도 건강음료로 그대로 마실 수 있다.

마늘된장절임

마늘된장절임은 담근 지 10일이 지나면 먹을 수 있다. 6개월 이상 두어 갈색이 된 된장절임은 얇게 썰어 입가심용이나 술안주로 먹어도 좋다. 남은 된장도 맛이 좋아 조미료로 이용할 수 있다.

❓ 만드는 방법

1 마늘 5개를 껍질을 벗겨둔다.
2 된장 200g을 준비하여 그 2/3를 볼에 넣고 마늘을 넣은 뒤 잘 섞는다.
3 보관용기에 나머지 1/3의 된장을 깔고 2의 마늘을 넣는다. 볼에 남은 된장을 위에 끼얹듯이 올려 표면을 평평하게 한다.

마늘된장절임

껍질을 벗긴 마늘을 10일 정도 된장에 박아두면 끝

4 표면에 헝겊을 씌운 다음 뚜껑을 덮어둔다.

마늘프렌치드레싱절임

마늘프렌치드레싱절임은 담가서 2~3일 지나면 먹을 수 있으나 2~3개월 정도 두면 맛이 훨씬 좋아진다. 마늘은 절임음식처

마늘프렌치드레싱절임

껍질을 벗긴 마늘을 식초, 샐러드유, 간장에 담그면 끝

※ 잠깬 붉은 고추를 잊지 말고 넣을 것!

럼 먹어도 좋고 간장절임처럼 요리에 사용해도 좋다. 새 간장에 국물을 20% 정도 섞어 조리에 사용하면 무침 등의 맛이 훨씬 좋아진다.

만드는 방법
1. 마늘 7개를 껍질을 벗겨둔다.
2. 식초 2/3컵, 간장 2/3컵, 샐러드유 2큰술을 잘 섞어 병에 넣고 마늘과 붉은 고추 3개를 넣어 담근다.

마늘간장절임

마늘간장절임도 담가서 2~3일 지나면 먹을 수 있으나 2~3개월 두면 더욱 맛이 있다. 그뿐만 아니라 6개월 이상 두면 마늘이 옅은 갈색으로 변하고 냄새도 거의 신경 쓰이지 않게 된다. 그대로 먹어도 좋지만 잘라서 양념으로 이용하면 좋다. 절임간장은 조미국물이나 육류의 밑간, 드레싱 등으로도 사용할 수 있다. 마늘은 썰어서 밥 속에 넣어 먹어도 맛있다.

만드는 방법
1. 마늘은 한 쪽씩 나누어 껍질을 벗긴 후 물기를 제거한 깨끗한 병에 80% 정도까지 담는다.

2 마늘이 푹 잠길 정도로 간장을 붓고 밀폐한 후 냉암소에 보관한다.

마늘올리브유절임

기호에 따라 고추를 함께 절이면 맛이 매콤해질 뿐 아니라 오래 보관할 수 있다. 올리브유 국물은 파스타는 물론 육류, 생선 버터구이 등의 드레싱으로 이용하면 좋고 프렌치빵 등을 찍어먹으면 직접 마늘을 사용할 때보다 부드럽다. 오일은 산화하기 쉽기 때문에 빨리 사용하는 것이 좋다.

❓ 만드는 방법

1 마늘은 한 쪽씩으로 나누어 껍질을 벗겨 병의 2/3 정도까지 넣는다.
2 마늘이 잠길 정도까지 올리브유를 붓고 밀폐해둔다.

마늘벌꿀절임

❓ 만드는 방법

1 마늘은 한 쪽씩 나누어 껍질을 벗겨 볼에 담고 소금을 골고루 뿌린 뒤 물 1/2컵을 붓고 누름돌을 얹어 절인다.
2 2~3일 지나 물이 마늘보다 조금 높아지면 물을 갈고 반나절 정도 햇볕에 둔다.
3 물기를 빼고 소쿠리에 펴서 반나절 정도 그늘진 곳에서 말린 뒤 병에 넣어 마늘이 잠길 정도로 꿀을 넣고 밀폐한다. 맛이 잘 배도록 매일 여러 번 병을 흔들어준다. 2개월 정도 지나면 먹을 수 있다.

마늘벌꿀절임

마늘매실초절임

만드는 방법

1 마늘은 한 쪽씩 나누어 껍질을 벗기고, 소엽(차조기)은 먹기 좋게 자른다.
2 병에 1을 넣고 매실초(매실을 소금에 절인 것)와 술을 2 대 1의 비율로 맞춰서 붓고 밀폐해서 냉암소에 둔다. 3~4개월 두면 먹을 수 있다.

약효가 뛰어나고 만들기 쉬운 마늘달걀환

마늘달걀환은 마늘과 달걀노른자를 잘 섞어서 개기만 하면 되므로 간단히 만들 수 있다. 가열함에 따라 마늘 냄새가 많이 줄어들기 때문에 마늘 냄새가 신경 쓰이는 사람에게 좋다.

달걀노른자에는 혈관을 강화하고 혈액을 잘 흐르게 하는 레시틴이라는 성분이 풍부하게 함유되어 있다. 게다가 마늘의 주성분인 알리신이 레시틴의 작용을 강화해주기 때문에 마늘달걀환은 영양가가 매우 높은 식품이라 할 수 있다.

마늘달걀환은 동맥경화 예방에도 효과가 있다. 덧붙이면 이 마늘달걀환은 미국 항공우주국에서도 영양보조식품으로 사용한다고 한다.

🅀 만드는 방법

1 마늘 5~6통을 한 쪽씩으로 쪼개어 껍질을 벗겨 강판에 갈아 냄비에 넣고 마늘이 푹 잠길 정도의 물을 넣어 가열한다. 약한 불에 1시간 정도 끓인다.

2 전체가 마요네즈 상태가 되면 달걀노른자 3개를 넣고 다시 약한 불에 올려 주걱으로 저어 귓불 정도로 말랑해지면 마무리한다.

3 손에 샐러드유를 바르고 지름 5~6mm의 작은 구슬 모양으로 빚는다.

4 팬에 볶아 수분을 없애거나 햇볕에 말린 뒤 병에 넣어 보관한다.

먹기 쉽고 흡수가 좋은 마늘분말

마늘달걀환은 마늘을 아주 손쉽게 섭취할 수 있지만 그래도 먹기 어렵다는 사람을 위해 마늘달걀환을 짓이겨 갈아 만든 분말도 있다.

조리법은 아주 간단하여 완성된 마늘달걀환을 빻아서 분말상태로 만드는 것뿐이다. 습기를 잘 빨아들이기 때문에 반드시 밀폐용기에 보관하고 건조제를 함께 넣어두면 좋다. 물과 함께 먹을 수 있으며 맛과 냄새가 신경 쓰이면 캡슐에 넣어 먹으면 된다.

마늘의 유효성분이 농축된 거르지 않은 마늘술

거르지 않은 마늘술은 마늘 진액을 발효시켜 만든 것이다. 1kg의 마늘로 만들 수 있는 양은 불과 120~130g 정도이지만 그만큼 유효성분이 농축되어 있어서 약효도 충분히 기대할 수 있다.

캡슐 형태로 먹으면 냄새도 걱정되지 않기 때문에 아침에도 좋다. 하루에 1~2회 티스푼 하나 정도가 적당한 양이지만, 개인차도 있어 위장이 약한 사람은 조금 적은 듯이 먹고, 피로가 심한 사람은 양을 조금 늘려도 상관없다. 마늘술은 양을 쉽게 조절할 수 있다는 이점이 있다.

마늘술은 마시는 것 외에도 손발에 바르는 등 외용할 수도 있다. 체험자들은 대부분 거칠어진 손발과 벌레물린 곳에 직접 마늘술을 발라 효과를 보았다. 특별히 지장은 없지만 직접 바르는 경우 자극도 강하기 때문에 신중해야 한다. 사전에 반드시 피부에 실험해본다.

여드름과 뾰루지 등에 바르거나 화장품으로 사용하는 경우에도 잊지 말고 먼저 피부에 실험해본다. 모발에 바르거나 린스로 쓸 때는 두피와 모근이 상하지 않도록 양을 조절하는데 모발과 피부에 사용할 경우에는 0.1% 정도로 희석하는 것에서 시작해 적당한 농도를 찾는다.

❓ 만드는 방법

거르지 않은 마늘술은 6개월 이상 숙성시키기 때문에 완성될 때까지 시간이 걸리지만 만드는 방법은 매우 간단하다.

시간이 있을 때 만들어두면 상당히 편리하다. 피부가 약한 사람은 마늘을 갈 때 손이 거칠어지기 쉬우므로 고무장갑을 이용하면 좋다.

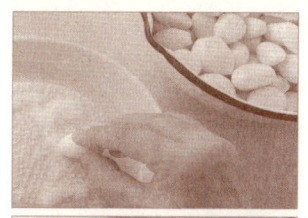

1 마늘 1kg을 껍질을 벗겨서 블랜더에 갈거나 강판으로 곱게 간다.

2 거즈로 꼭 짜서 마늘즙을 낸다. 즙을 스테인리스 스틸 냄비에 넣고 불에 올려 저으면서 50~70℃로 데운다.

3 깨끗한 병에 넣어 최저 1개월 동안 숙성시킨다. 6개월 이상 두면 숙성해서 맛도 좋아진다.

마늘술은 약용술의 왕

마늘은 술에 담그면 그 유효성분이 빠르고도 확실하게 침출되기 때문에 약용으로 마늘을 섭취하는 사람은 마늘술을 꽤 편리하게 이용할 수 있다. 매실주처럼 맛은 없지만 조금씩 계속 먹으면 몸 상태가 상당히 좋아진다. 냉증, 류머티즘, 신경통 외에 불면증에도 효과가 뛰어나다.

🅠 만드는 방법

설탕을 넣지 않으므로 다른 과실주보다 침출시간이 더 걸리기 때문에 약용으로는 6개월 이상 두었다가 쓰는 것이 좋다. 설탕을 넣지 않아 맛이 깨끗하다.

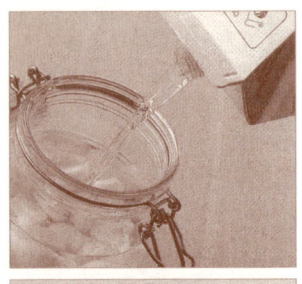

1 마늘 3~4통을 한 쪽씩 나누어 껍질을 벗기고 깨끗한 병에 넣은 뒤 소주 500mg을 붓는다.

2 밀폐·보관해서 6개월 정도 지나면 먹는다. 그대로 한 잔 정도 마셔도 좋고 물에 타거나 칵테일로 해서 먹어도 좋다.

마늘술의 다양함을 즐기자

레몬마늘술

마늘술에 레몬을 보태는 것으로 신맛과 향이 더해진다. 기호에 따라 설탕을 넣어 담가도 좋다. 레몬을 계속 넣어두면 향기가 강해져 쓴맛이 나므로 1개월 후에 꺼낸다. 6개월 정도면 충분히 맛이 든다.

만드는 방법
1. 마늘 3~4통에 레몬 3개를 원통형으로 잘라 준비한다.
2. 1을 1L의 소주에 담근다.

생강마늘술

생강향이 살아 있어 산뜻한 맛이 난다. 설탕이 들어 있어 침출이 빨라 담근 지 1개월 후면 먹을 수 있다.

만드는 방법
1. 마늘 2~3개, 설탕 200g, 생강절편 50g을 준비한다.
2. 1을 1.8L의 소주에 담근다.

생강마늘술(왼쪽), 레몬마늘술(오른쪽)

마늘칵테일

마늘술을 그대로 먹기 힘든 사람은 꿀을 넣거나 좋아하는 주스를 섞어서 간단한 칵테일을 만드는 것도 좋은 방법이다.

- 라임 칵테일 : 마늘술을 탄산수와 설탕, 사이다에 섞어 라임 한 조각으로 장식한다.
- 카시스 칵테일 : 카시스액을 마늘술에 넣고 탄산수를 넣어 희석한다.
- 오렌지주스 칵테일 : 오렌지주스에 마늘술을 취향에 맞게 섞는다.
- 레몬 칵테일 : 마늘술을 레몬즙과 탄산수를 넣어 희석한다. 취향에 따라 꿀, 설탕 등을 첨가한다.

왼쪽부터 페퍼민트 · 레몬 · 오렌지주스 · 카시스 · 라임 칵테일

- **페퍼민트 칵테일** : 페퍼민트액을 마늘술에 섞고 탄산수를 넣어 희석한다.

마늘 냄새를 없애는 조리법

마늘은 보관음식으로 일상 반찬으로 먹는 것 외에도 여러 가지로 조리해서 먹을 수 있다. 그러나 마늘을 조리하면 온 집안에 냄새가 퍼져 싫어하는 사람도 많다. 따라서 냄새가 나지 않는 조리법을 몇 가지 소개하고자 한다.

마늘의 특유한 냄새는 알리신이란 성분이 공기와 접촉해 산화할 때에 발생하는 것으로 마늘을 썰면 썰수록 공기에 접촉하는 면이 넓어지기 때문에 냄새도 강해진다. 생마늘의 경우 간 마늘이 냄새가 가장 강하고 다음이 잘게 썬 것, 채썬 것, 얇게 썬 것의 순서로 냄새가 덜 난다. 따라서 마늘 알맹이 그 자체가 가장 냄새가 나지 않으므로 알맹이째 굽거나 찌거나 데치거나 조리거나 튀기는 등 시간을 들여 가열하면 싫은 냄새도 좋은 향기로 바뀐다.

또 간단한 방법으로는 전자레인지를 이용할 수 있다. 자른 것은 시간이 경과함에 따라 냄새가 강해지기 때문에 사용하기 직전에 자르는 것이 냄새를 줄이는 한 방법이다.

마늘 알루미늄포일구이

마늘은 한 쪽씩 나누어 껍질을 벗겨 알루미늄포일에 싸서 가열한 석쇠나 프라이팬에서 2~3분 굽는다. 백합 뿌리(식용 가능)에 가까운 맛을 즐길 수 있다.

마늘튀김

마늘 한 통을 껍질째 중불의 기름에서 천천히 튀기면 고소한

마늘 알루미늄포일구이
 마늘튀김
 마늘찜

맛을 즐길 수 있다. 혹은 껍질 벗긴 마늘을 옅은 갈색이 될 때까지 튀겨 소금을 뿌려 먹으면 생각지도 못한 고소한 맛이 난다.

마늘찜

껍질을 깐 마늘을 한 쪽씩 나누어 찜기에 넣어 10분 정도 찐 후 소금이나 간장에 찍어 먹는다. 알싸한 맛이 나므로 기호에 따라 마요네즈에 찍어 먹어도 좋다.

전자레인지 가열

마늘 겉껍질은 벗기고 속껍질은 놔둔 채 랩으로 싸서 단시간 가열한다. 너무 가열하면 타기 때문에 시간은 상태를 보면서 조절한다. 마늘에 간장을 뿌리거나 버터를 넣어도 맛있는 마늘구이가 된다.

바르고 붙여서 건강해지는 마늘 외용법

마늘은 식용뿐 아니라 즙을 바르거나 습포, 뜸, 입욕, 미용 등 외용해도 다양한 효과를 얻을 수 있다. 체질이나 증상에 맞는 방법으로 마늘의 약효를 최대한 활용하기 바란다.

무좀, 치질, 감기에 효과 있는 마늘즙

마늘에는 세균과 진균을 막아주는 강한 항균작용이 있다고 옛날부터 알려져 왔다. 이 항균작용의 효율성을 가장 잘 활용하는 방법이 바로 마늘즙을 외용하는 것이다. 백선균이 원인인 무좀에 바른다든지 인플루엔자 바이러스로 인한 감기증상에 양치액으로 사용한다든지 각종 이용법을 생각할 수 있다.

마늘을 직접 바르는 외용법은 가장 효과가 크지만 그만큼 자극이 너무 강해 피부가 약한 사람은 염증이 생길 수 있다. 피부는 사람에 따라 다르므로 사용 전에는 반드시 실험을 해보아야 한다. 팔과 대퇴부 안쪽 등 피부의 민감한 부분에 마늘즙을 조금 발라 5~10분 후 아무런 이상이 없으면 전혀 문제가 없는 것이므로 사용해도 상관없다. 가려움, 부어오름, 붉은 기가 나타날 경우는 씻어내고 사용을 중지한다.

❓ 무좀 치료법

마늘즙을 가장 간단하게 사용하는 방법은 무좀이 생긴 부분에 마늘을 갈아 바르고 1~2시간 뒤 닦아내거나 물로 깨끗이 씻어내는 것이다. 또 간 마늘을 거즈 등에 얇게 펴서 붙여두는 것도 효과적이다. 마늘을 갈아서 힘껏 짠 뒤 그 즙을 바르는 것도 효과가 좋다.

자극이 좀 강하다고 생각되면 짠 즙을 물과 밀가루를 섞어 개어서 거즈에 바르거나, 환부에 대고 그 위에 비닐이나 기름종이를 발라주는 방법도 있다. 대량으로 바르거나 장시간 그대로 방치하는 것은 금물이다. 어떠한 경우에도 반드시 완전히 닦아내거나 물로 씻어내어 마늘이 피부에 남지 않도록 한다. 금방 낫지는 않으므로 느긋한 마음으로 계속해야 한다.

1 마늘을 강판에 간다.

2 마늘즙을 거즈에 묻혀서 환부에 붙인다.

3 마늘이 남지 않도록 잘 씻어낸다.

❓ 치질 치료법

무좀과 마찬가지로 우리나라 사람들에게 많은 것이 치질이다. 치질은 항문부의 혈행을 좋게 하고 환부를 청결히 하는 것으로도 증상을 상당히 개선할 수 있다. 그런 의미에서 마늘의 혈액순환을 좋게 하는 기능과 항균작용이 꽤 효과를 본다.

우선 마늘즙을 물에 희석해 거즈에 적셔 환부에 바르고 잠시 후 닦아내거나 씻어낸다. 아니면 40℃ 정도의 따뜻한 물에 마늘즙을 희석하여 환부를 담그면 좋다. 대야 등을 사용해 뒷물하듯이 하면 된다.

작은 마늘 조각을 항문에 넣고 10~20분 있다가 끄집어내는 방법도 있다. 혹시 자극을 느끼거나 증상이 악화되면 중지한다. 환부는 늘 청결을 유지해야 한다.

마늘 양치액으로 감기 바이러스 격퇴

목이 아프고 감기인가 생각되면 꼭 한 번 실행해보라고 권하는 것이 마늘요법이다. 물에 희석한 마늘즙을 목구멍까지 닿도록 가글하는 것이 비결이다. 이렇게 하면 감기의 원인이 되는 인플루엔자 바이러스와 세균이 목의 점막에서 번식하지 못해 감기 예방에도 상당한 효과가 있다.

위통과 요통에 효과적인 마늘습포법

마늘을 외용하는 것의 효과는 의외로 잘 알려져 있지 않은 것 같은데 마늘의 성분 알리신은 피부에 잘 흡수되기 때문에 좋은 약효를 기대할 수 있다. 특히 신경세포와 결합해 통증을 완화하는 작용과 혈행을 좋게 해서 냉증을 해소하는 작용은 직접 환부에 붙이는 습포로 그 효과를 볼 수 있다.

마늘습포는 마늘을 갈아 거즈 등에 붙여 환부에 붙이면 좋지만 냄새가 상당히 강하고 염증이 생길 위험도 있다. 그래서 밀가루를 섞어 냄새와 작용을 완화하는 습포법을 권한다. 마늘습포 한 부위를 따뜻하게 해주면 마늘성분이 더 잘 흡수되어 온열효과와 상승작용을 일으켜 효과가 더 크다.

❓ 만드는 방법

1 마늘은 한 쪽씩 나누어 껍질을 벗겨서 강판에 간다.

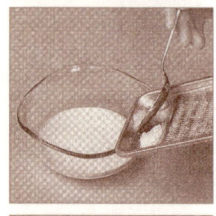
2 밀가루에 물을 섞어 튀김용 반죽보다 조금 더 되게 반죽한 것에 1을 넣어 골고루 섞는다.

3 거즈에 적당량을 발라서 환부에 붙인 뒤 10~15분 정도 둔다.

❓ 위장장애를 고칠 수 있는 마늘습포법

어쩐지 위가 아프다, 식욕이 없다, 위가 콕콕 쑤시며 아프다는 등 위장장애를 호소하는 사람을 많이 볼 수 있다. 장기간에 걸쳐 위가 아프면 나쁜 병이 숨어 있을 수도 있으니 반드시 전문의의 진단을 받아볼 필요가 있지만, 피로나 스트레스로 인한 경우와 급성 위통, 선천적으로 위가 약한 사람들은 마늘습포가 효과적이다.

아픈 위 부위에 습포하는 것이 가장 간단한 방법이지만 등에 있는 '위장의 여섯 경혈'이라고 불리는 위장기능을 높이는 여섯 군데의 경혈(뜸자리)을 동시에 따뜻하게 해주면 전신이 따뜻해져 위가 매우 편안해진다. 여섯 군데 경혈은 위에서부터 격수, 간수, 비수 순서로 있다.

격수는 등줄기를 편 양쪽 견갑골의 아래쪽 가장자리에 바른 자와 같은 것을 대어 기준선으로 삼은 뒤 손바닥을 등에 대어 이 기준선과 등줄기가 교차하는 점에 중지를 두었을 때 집게손가락과 약지가 닿는 곳의 외측에 있다. 간수는 거기서부터 손가락 세 개 너비 정도 밑이고, 비수는 간수에서 손가락 세 개 너비 정도 밑이다.

등의 경혈은 정확한 위치를 잡기 어렵기 때문에 위의 뒤쪽 편 정도를 기준으로 삼아 대강의 위치에 습포하면 충분하다.

❓ 요통을 고치는 마늘습포법

마늘습포는 요통에도 효력을 발휘한다. 예로부터 고추나 갠 겨자를 사용한 습포법이 민간요법으로 알려졌지만, 마늘습포는 따뜻하게 해줄 뿐 아니라 통증을 억제하는 작용도 있기 때문에 한층 더 큰 효과를 기대할 수 있다.

요통에는 아픈 부위에 습포하는 방법과 발 안쪽 복사뼈 정점에서 손가락 네 개 너비 정도 위에 있는 삼음교라는 경혈에 습포하는 방법이 있다. 이 두 군데에 마늘습포를 계속하면 고통스러운 요통이 완화된다.

삼음교

통증이 있는 각종 증상에 특효가 있는 마늘뜸

마늘뜸은 몸 외부에서 마늘의 유효성분을 효율성이 좋게 흡수시키는 최고의 방법으로 한의사들도 흔히 행하는 치료법이다. 통증을 억제하고 혈행을 원활히 하는 마늘의 작용에 뜸의 온열작용이 더해져 신경통과 어깨 결림, 류머티즘, 통풍, 요통, 염좌(관절·힘줄·신경 등이 삐거나 비틀려 생긴 손상), 타박상 등 통증을 동반하는 증상에 특히 효과적이다.

또 경혈에 마늘뜸을 함으로써 위무력증이나 기관지염 등의 불쾌한 증상을 개선할 수도 있다. 마늘뜸은 어려운 절차가 있는 것이 아니어서 한의사의 지도를 받아 집에서도 쉽게 할 수 있다. 마늘을 2~3mm로 얇게 썰고 그 위에 약쑥을 피라미드처럼 올린 후 한의사에게 지시받은 경혈자리 위에 두고 불을 피운다. 약쑥이 다 타면 새것으로 바꾸고 4~5회 반복한다.

마늘뜸은 피부와 약쑥 사이에 마늘이 들어 있기 때문에 보통의 뜸처럼 너무 뜨겁거나 하는 위험성도 없고 오히려 취급하기 간단한 뜸이라 할 수 있다.

❓ 마늘뜸 뜨는 방법

1 약쑥을 피라미드형으로 만든다.

2 얇게 썬 마늘 위에 약쑥을 얹고 불을 붙인다.

3 2를 4~5회 반복한다.

❓ 통증에 잘 듣는 마늘뜸

신경통, 류머티즘, 어깨 결림 등의 통증에는 환부에 직접 마늘뜸을 놓는다. 염좌, 엘보 등 만성화된 통증을 억제하는 효과가 있다.

경혈의 위치를 찾기는 어렵지만 손가락으로 눌러 통증을 느끼는 부위에 뜸을 떠도 좋다. 등이나 허리에 뜸을 놓을 경우 엎드려서 가족에게 도움을 구한다.

❓ 경혈에 놓는 마늘뜸

증상에 따라서는 직접 환부에 뜸을 뜨기보다 경혈에 뜸을 뜨는 편이 효과적인 경우가 있다. 위장질환이나 기관지염 등이 그 대표적인 예이다.

위장의 뜸자리인 중완은 배꼽과 명치 사이의 정중앙에 있다. 위가 불쾌한 증상에는 격수, 간수, 비수의 '위장의 6군데 뜸자리'도 효과적이다. 기관지염에 효과 있는 풍문이라는 뜸자리는 손을 반대쪽 어깨에 대어봐서 중지가 닿는 위치라고 생각하면 된다.

풍문

중완

마늘 목욕의 기대할 만한 약효

예로부터 몸이 따뜻해지거나 피부가 깨끗해지는 약효가 있는 식물을 탕 속에 넣는 민간요법은 널리 알려졌다. 마늘의 유효성분도 피부에 잘 흡수되기 때문에 마늘을 탕 속에 넣고 입욕하는 것도 효과적인 이용법이다.

마늘 목욕은 습진, 냉증, 어깨 결림, 신경통, 요통 등 다양한 증상을 개선하지만 그중에서도 아토피성 피부염의 가려움증을 억제하는 효과가 크다. 스테로이드제 같은 약물요법에 의존하는 사람에게는 안전성과 손쉽다는 점에서 반가운 치료법이라고 할 수 있다.

 노인들 중에 한밤중에 몇 번이고 깨어 숙면을 취할 수 없는 사람뿐 아니라 별다른 증상이 없는 사람에게도 피부를 건강하고 매끄럽고 부드럽게 하는 동시에 몸이 따뜻해져 한기도 덜 느끼고 피곤도 풀리게 하는 마늘 목욕은 온 가족이 이용할 수 있는 '건강요법'이다.

❓ 마늘 목욕법

 유자탕과 창포탕 등의 약탕과 마찬가지로 마늘을 탕에 넣으면 좋지만 자극이 강하므로 몇 가지 방법을 고안해본다. 생마늘을 자르거나 으깨면 알리신이라는 강한 자극성분이 나오기 때문에 자르지 않고 껍질 깐 것을 그대로 거즈나 목면으로 만든 주머니에 넣어 욕조에 담근다.

 냄새나 자극을 부드럽게 완화시키고 싶을 때는 작은 마늘 알맹이나 2~3토막 낸 것을 전자레인지에서 30초 정도 가열한 후 사용하면 좋다. 마늘의 분량은 욕조의 크기나 체질에 맞춰 조절하면 되지만 보통은 몇 쪽으로도 충분하다.

1 마늘의 자극을 완화시키고 싶을 때는 전자레인지에서 가열한다.

2 마늘을 거즈나 목면 주머니에 넣는다.

3 입구를 묶고 욕조에 담근다.

❓ 아토피성 피부염에 효과가 있는 마늘 목욕

마늘에는 혈행을 좋게 하고 신진대사를 활발하게 하는 작용이 있기 때문에 새로운 피부형성에 도움이 된다. 또 피부세포를 활성화하고 자극에 대한 저항력을 키우는 효과와 자극의 원인이 되는 세균 등을 죽이는 살균작용도 뛰어나다.

이러한 종합적인 기능이 아토피성 피부염의 증상을 개선할 것으로 본다. 마늘을 탕 속에 넣게 된 것은 새끼방어와 도미에 사용한 영양제가 계기가 되었다. 양식장에서 일하는 사람이 마늘에 비타민 B_1을 섞은 영양제를 만진 날은 하루 종일 손이 뽀송뽀송했다고 한다.

이 이야기에서 힌트를 얻어 마늘을 입욕제로는 사용할 수 없을까 연구해본 결과 입욕 후에도 체온이 잘 떨어지지 않고 효과도 높다는 사실을 알게 되었다.

마늘 미용법으로 피부도 머릿결도 건강하게

기미, 주름살, 거친 피부를 개선하는 마늘 미용법

젊고 건강하고 아름다운 피부는 세포가 활발하게 활동하기 때문에 신진대사가 좋아 노화된 피부가 떨어져 나가고 새 피부로 재생되는 피부의 정상적인 사이클이 유지되어 영양분도 충분히 흡수한다. 수분과 지분의 균형을 유지하는 능력도 뛰어나 젊고 탄력 있는 상태라고 할 수 있다.

마늘의 알리신이라는 유효성분은 피부세포에 직접 작용해 그 기능을 활발히 해준다. 또 세포막의 투과성을 좋게 해서 노폐물을 재빨리 배출하고 필요한 영양을 충분히 흡수할 수 있도록 해준다. 마늘에는 피부 내부에 적당히 지분을 남기는 작용이 있어 수분과 지분이 균형 있게 유지되어 눈에 띄게 잔주름이나 피부 처짐을 막을 수 있다.

덧붙이면 마늘은 살균력도 강하기 때문에 피부의 노폐물을 완전히 제거해 청결을 유지하게 해준다. 여드름, 뾰루지는 피부의 과잉된 노폐물에 잡균이 번식하는 것이 원인이 되므로 항상 청결을 유지하는 것으로 예방할 수 있다.

하지만 이미 생긴 뾰루지는 마늘의 강한 살균력으로 화농되지 않고 빨리 나을 수 있다. 또 마늘의 유효성분은 침투성이 매우 좋아 피부 표면에 효율적으로 흡수된다.

흡수성이 좋다는 것은 매우 중요한 사항으로 기능이 아무리 뛰어나도 흡수되지 않는다면 효과는 기대할 수 없다. 그 점에서 마늘은 우수한 자연화장품이라 할 수 있다.

1년 내내 기미, 주름, 거친 피부가 신경 쓰이는 사람은 화장 진액과 팩제를 만들어서 자신의 피부에 맞는 분량과 방법으로 피부를 손질해보자.

마늘진액 세안법

아름다운 피부를 만드는 기본은 피부의 노폐물을 철저히 없애는 것에서 시작한다. 마늘의 강력한 살균력을 이용해서 완전히 세안하면 확실하게 노폐물을 제거할 수 있다.

세안에는 끓인 마늘진액이나 소주절임진액을 이용한다. 세안용 크림에 진액 1~2방울을 넣어 얼굴 전체에 골고루 마사지한다. 모공 깊숙이 있는 노폐물까지 녹여 없애려면 중지를 이용해 부드럽고 꼼꼼하게 마사지한다. 그러고 나서 크림을 닦아내고 미온수로 씻어낸다. 완전히 씻은 후 마지막으로 냉수로 튕기듯이 세안한다.

마늘진액 기초미용법

세포의 기능을 활발히 하는 작용과 살균작용이 있는 마늘도 끈기 있게 매일 피부손질에 사용해야 효과가 나타난다. 피부 표면에 뭔가를 보충하는 소극적인 방법이 아니라 피부세포의 기능 자체를 좋게 하는 근본적인 피질개선이 이루어지므로 피부거침, 민감한 피부, 여드름, 기미, 주름, 처짐 등의 트러블에 관계없이 건강하고 생생한 피부로 다시 태어날 수 있다.

세안 후 집에 있는 화장수에 끓인 마늘진액이나 소주에 담근

진액을 1~2방울 섞어 얼굴 전체에 패팅한다. 피부에 침투되도록 꼼꼼히 두드려주면 성분이 잘 흡수되어 세포에 직접 작용할 수 있다. 화장수는 마늘과 청주를 이용하여 직접 만들 수 있다. 화장수를 바른 뒤에는 필요에 따라 크림이나 오일을 얼굴 전체에 펴 바른다.

진액의 분량은 소량으로 시작해서 자신의 피부에 맞게 조절한다. 오일은 양질의 천연오일을 사용하고 역시 마늘진액을 첨가한다. 기미나 잔주름, 거친 피부 등 신경 쓰이는 부분에 화장수나 크림을 바를 때 손끝으로 가볍게 톡톡 두드리면 성분이 잘 흡수되어 한층 효과가 있다.

끓인 마늘진액

마늘의 유효성분을 끓여서 우려내어 만드는 손쉬운 진액이다. 만들어 바로 사용할 수 있기 때문에 생각날 때 만들어두면 편리하다.

❷ 만드는 방법
1 마늘 3쪽을 껍질을 벗겨 물 200mL와 함께 냄비에 넣고 끓인다.
2 물이 반 정도로 줄어들 때까지 졸인 뒤 남은 즙을 사용한다.

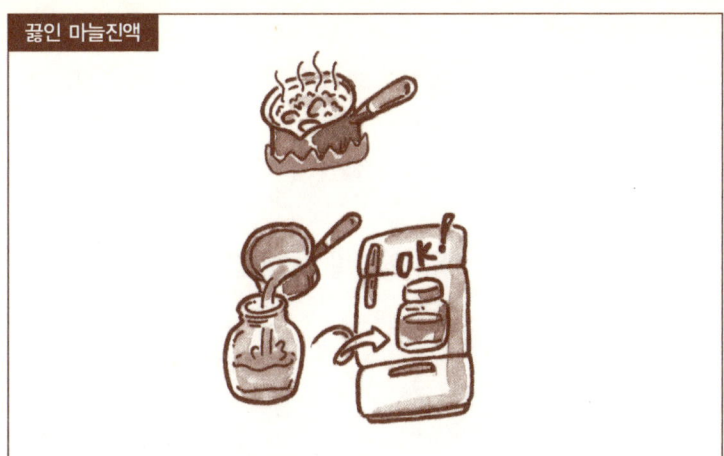

끓인 마늘진액

3 냉장고에 보관하면 일주일 정도 가기 때문에 사용량에 맞게 만들어 둔다.

소주절임진액

마늘을 소주에 재우기 때문에 보존성이 높은 진액이다. 음용할 수도 있어서 마늘 출하시기에 많이 만들어두면 언제든지 손쉽게 사용할 수 있다.

🔎 만드는 방법

1. 물 800mL에 소금 60g을 녹여 소금물을 만든 뒤 마늘 1kg을 껍질째 넣어 2~3일 재워 떫고 쓴맛을 뺀다.
2. 떫고 쓴맛을 뺀 마늘을 잘 씻어 소금기를 뺀 뒤 물을 부어 반나절 정도 재워둔다.
3. 물기를 잘 닦아 하루 정도 그늘에 말린 뒤 한 쪽씩 나누어 껍질을 벗긴다.
4. 깨끗한 병에 3의 마늘과 얇게 썬 레몬 2조각을 넣고 소주 600mL를 넣는다.
5. 밀폐해서 냉암소에 보관하였다가 2개월 후에 레몬을 꺼내고 6개월 후에 마늘을 건져낸다.

소주절임진액

물에 재워둔다
소금물에 담가 쓴맛을 뺀다
소주
밀폐해서 냉암소에 둔다

마늘화장수

어떠한 청주든지 쓸 수 있다. 화장수로 세안한 후의 손질에 사용하는 것 외에 클린징 대용으로도 사용할 수 있다.

❓ 만드는 방법

1. 껍질 벗긴 마늘 3쪽과 얇은 레몬 한 장을 물에 넣어 한소끔 끓인 뒤 살균 소독해서 잘 건조한 병에 넣고 청주 180mL를 붓는다.
2. 밀폐해서 냉암소에 보관했다가 3개월 후에 레몬을 꺼내고 6개월 후에 마늘을 꺼내면 완성된다.

마늘화장수

3장 가장 효과적인 마늘 이용법

사용 전에 반드시 피부에 실험을!

마늘은 효과가 높은 만큼 자극도 강해 피부에 안 맞는 사람도 있기 때문에 사용 전에 만반의 준비가 필요하다. 사용 전에는 반드시 실험을 해서 자신의 피부에 맞는지 확인한다.

❓ 실험하는 방법

팔과 대퇴부 안쪽이나 팔꿈치 등 연약한 부위에 사용할 진액이나 크림을 발라 30분이나 1시간 정도 둔다. 아무런 이상이 나타나지 않으면 사용해도 좋다. 만약 가려움, 발적(피부나 점막에 염증이 생겼을 때 나타나는 증상으로, 그 부분이 빨갛게 부어오르는 상

피부 실험

태), 붓기 등의 증상이 생기면 곧 씻어내고 사용을 중지한다. 그 날의 상태나 사용량에 따라서도 반응이 다르므로 사용 중에 자극이 느껴지면 곧 사용을 중지한다.

마늘팩

마늘은 매일 사용하는 것이 기본이지만 한층 효과를 높이기 위해서는 주 2~3회 특별히 팩을 하면 좋다. 느긋하고 여유 있을 때에 아름다운 피부를 재생시키는 것이다. 마늘은 피부의 표면에서 성분이 잘 흡수되므로 팩처럼 집중적으로 관리할 때 적절하다.

마늘팩이 효과적이기는 하지만 피부에 직접 바르면 자극이 너무 강하다. 마늘의 자극과 냄새를 완화하고도 피부손질 효과가 높은 팩제를 만들어본다.

기미나 잔주름 등에는 부분팩이 위력을 발휘한다. 특히 마늘에는 기미의 원인이 되는 멜라닌 색소의 형성을 막아주는 성분이 있기 때문에 집중적으로 관리하면 효과적이다.

직접 만든 팩제를 거즈에 배어들게 해서 기미나 잔주름 위에 붙인다. 거즈 위에서 손끝으로 가볍게 두드려 잘 눌러서 팩제가 피부에 충분히 흡수되도록 한다. 5분 정도 그대로 두었다가 거즈를 떼어내고 깨끗이 씻는다.

❓ 만드는 방법

열탕소독 후 완전히 건조시킨 깨끗한 밀폐용기에 얇게 썬 마늘 3쪽과 꿀 100g을 넣고 밀봉하여 3일 정도 둔다. 마늘성분이 위에 뜨므로 이 윗물을 팩제로 사용한다.

❓ 사용하는 방법

마늘의 윗물을 숟가락으로 떠내 얼굴 전체에 골고루 펴 바른다. 중지를 이용해 꼼꼼하게 마사지한 후 눈, 코를 피해 얼굴 전

마늘팩

체를 랩으로 싸서 10분 정도 그대로 둔다. 이 상태로 입욕하면 피부온도가 상승해서 혈행이 좋아지기 때문에 더욱더 효과가 있다. 랩 위에 뜨거운 타월을 덮어두는 것도 좋은 방법이다. 시간이 되면 팩제를 씻어내고 화장수를 발라 피부를 진정시킨다.

마늘 헤어팩과 린스

윤기 있고 탐스러운 모발을 소유하고 싶은 것은 남녀노소를 불문하고 모든 사람들의 희망 사항이다. 그러나 노화뿐 아니라 스트레스나 과로, 공기 오염 등 때문에 백발과 탈모로 고민하는 사람이 늘고 있다.

건강한 모발은 건강한 자연 그대로의 두피에서 온다. 피부의 오염물질을 확실히 씻어내고 두피 전체를 활성화하면 탈모나 끊기는 모발, 비듬, 가려움 등을 예방하고 건강한 모발을 유지할 수 있다. 샴푸 전에 마늘팩을 하고 마늘 린스로 마무리하면 한층 효과적이다.

❓ 헤어팩 하는 방법

끓인 마늘진액이나 소주에 담근 진액 20mL에 다시마물(다시마 2쪽에 뜨거운 물 180mL를 부은 것) 20mL, 스쿠알렌이나 올리브

유 등의 미용오일 1.5mL를 섞어 헤어팩제를 만든다.

샴푸 전에 팩제를 두피와 모발에 잘 문지른 뒤 샤워캡을 쓰고 30분 정도 있다 씻어낸다. 백발, 탈모에는 특히 효과적이라 매일 거르지 말고 사용하면 좋다.

린스하는 방법

따뜻한 물을 세숫대야에 반 정도 차도록 붓고 끓인 마늘진액이나 소주에 담근 진액 1큰술 정도를 넣어 잘 섞은 뒤 모발과 두피에 골고루 마사지한 후 깨끗이 헹군다. 푸석한 모발도 촉촉하고 윤기 있는 모발로 되돌릴 수 있다.

가정에서 할 수 있는 마늘 재배법

마늘을 길러보고 싶지만 가정에서 가능할까 하고 망설이는 사람을 위해 간단한 마늘 재배법을 소개한다. 마늘은 채소가게보다도 종묘상에서 구입하는 것이 좋다. 품종을 크게 나누면 난지형과 한지형이 있기 때문에 재배할 지역의 기후에 맞는 것을 선택한다. 마늘은 크고 통통하며 싱싱한 것이 좋은 종자다.

품종에 따라 다소 다르지만 가을에 껍질을 깐 마늘 한 쪽을 심으면 약 2주 후에 발아한다. 겨울의 추위를 지나 낮이 길어지면 급속히 생장해 4~5월경에 대가 자라게 된다. 이때 대를 따서 종자구를 크게 하고 줄기와 잎이 시들면 수확한다.

이처럼 가정에서도 간단히 키울 수 있지만 일찌감치 싹과 뿌리가 나온 마늘이 있으면 버리지 말고 리사이클 재배를 해보는 것도 좋다. 흙에 심는 것만으로도 싹이 쑥쑥 자라나므로 싹은 간단한 양념 등에 이용할 수 있어 매우 편리하다.

🛈 리사이클 재배법

1 마늘은 오래 두면 푸른 싹이 나온다. 이것을 한 쪽씩 나누어 심는다.
2 화분 밑에 망을 깐 뒤 일반 흙을 넣고 배양토를 넣는다. 마늘 싹이 보일 정도로 심는다.
3 다 심은 후에 물을 준다. 1개월 정도 자라기 때문에 적당한 시기에 잘라준다. 양분이 없어질 때까지 2~3회 정도 수확이 가능하다.

① 푸른 싹이 난다
② 심는다
③ 2주일 후
④ 한 달 정도 후

마늘로 건강을 찾은 사람들

백문이 불여일견. 직접 체험하고 효과를 본 마늘
체험자의 즐거운 고백을 들어보자.

마늘로 건강을 찾은 사람들

식초마늘 덕분에 감기 뚝!

 잡지에서 식초마늘에 관한 기사를 읽고 혼자 만들기 시작한 것은 3년 전의 일이다. 그때부터 계속 먹는데 덕분에 몸 상태가 매우 좋아졌고 주위 또래 친구들보다 훨씬 젊고 건강하다고 생각한다. 또 감기도 전혀 걸리지 않게 되었을 뿐만 아니라 이전보다 피로하지 않게 되었다.

 식초마늘은 마늘이 많이 나와 값이 쌀 때 사서 초를 넣어 담그는데 대체로 3개월 정도 지나면 먹는다. 잘 담근 식초마늘은 냄새가 약해지기 때문에 전혀 냄새에 신경 쓰지 않아도 되므로 냄새 때문에 걱정하는 분들에게 권한다. 먹는 방법은 그대로 먹어도 되고 작게 자르거나 갈아 마셔도 좋다. 여러 가지로 궁리해서 요리에 사용하는 것도 좋다.

덧붙이면 남편은 술안주로도 맛있다며 그대로 먹는다. 단 주의할 것은 먹는 양인데 남편의 경우 처음엔 너무 많이 먹어서 배가 아팠던 적이 있다. 지금은 적당한 양을 알기 때문에 그 이상은 먹지 않도록 조심한다. 부부가 나란히 건강하게 장수하고 싶기 때문에 건강유지를 위해 앞으로도 식초마늘을 애용할 생각이다.

(여성, 70세)

마늘흑설탕절임은 감기 예방에 최고!

나는 마늘흑설탕절임을 작은 병에 옮겨서 언제나 식탁에 두고 락교를 먹는 것처럼 먹는다. 마늘흑설탕절임은 조금씩 먹으면 건강에 좋기 때문에 여름, 겨울 할 것 없이 먹지만 특히 겨울에는 감기예방을 위해서 매일 빠뜨리지 않고 먹는다.

마늘흑설탕절임을 먹으면서 감기에 걸린 적도 없고 아픈 곳도 없어 건강 그 자체이다. 아이들도 마늘흑설탕절임을 좋아하지만 냄새가 걱정된다면서 저녁이나 휴일 전날에 밥과 함께 먹는다.

만드는 방법은 나 나름대로 궁리해서 여러 가지 방법으로 새로운 것을 만든다.

그중에서 가족에게 가장 호평을 받은 것은 통째로 절인 게 아니라 하나씩 뜯어서 소금, 흑설탕, 가다랭이포로 절인 것으로 조금 매운맛이 남아 있는 것이 맛의 비결이다. 6개월에서 1년 정도 두면 먹을 수 있게 된다. 보통 흑설탕절임은 통마늘에 소금을 뿌려서 1개월 정도 둔다. 이것을 깨끗하게 씻어 물기를 없애고 흑설탕을 녹인 시럽에 담근다. 흑설탕은 아침에 녹여서 저녁까지 충분히 식힌 후 담그는 것이 중요한데 6개월 정도 후면 먹을 수 있다.

마늘흑설탕절임은 마늘뿐 아니라 담근 국물을 매실주처럼 건강주로 맛있게 마실 수도 있다. 예전에 아는 사람에게 마늘흑설탕절임을 보내주었더니 국물을 먹고 나서 오랫동안 계속되던 기침이 멎었다고 매우 기뻐했다. (여성, 63세)

마늘 화장품으로 피부병에 효과 보았다

몇 년 동안 환절기가 되면 피부병에 시달렸다. 여러 가지 미용법을 시도해보았지만 모두 기대에 어긋났기 때문에 친구가 마늘화장품을 소개해주었을 때도 좋아지지 않으면 그만이라는 생각이 들었다.

하지만 마늘은 달라서 사용하기 시작한 지 4개월째에 피부상태가 확실히 좋아졌다. 피부병이 생기지 않을 뿐 아니라 기미도 사라지고 모공도 작아졌다. 젊었을 때보다 오히려 피부가 맑고 깨끗해진 것 같은 기분마저 들었다.

또 같은 무렵, 얼굴 전체에 생긴 여드름으로 고민하던 17세의 딸도 함께 사용하기 시작해 깨끗하게 나았다. 지금은 모녀가 마늘이 든 화장품을 손에서 놓을 수 없게 되었다. (여성, 57세)

마늘크림을 발랐더니 기미가 없어졌다

오른쪽 눈 밑에 거무스름한 기미가 생긴다는 것을 알게 된 것은 지금부터 12~13년 전이다. 나이와 함께 기미색도 진해지는 듯하고, 집사람에게는 기미 때문에 인상이 나빠진 것 같다는 말을 들어 남자지만 걱정이 되었다.

마늘이 든 크림을 알게 된 것은 4년 전이다. 기미제거에 효과가 있다는 광고 문구에 끌려 시험 삼아 사용해보기로 했다. 하지만 기대는 하지 않았다. 그때까지 '기미가 없어진다'는 말에 끌려 여러 곳에 가보았지만 노화로 생긴 기미는 없어지지 않는다며 한마디로 퇴짜를 맞았기 때문이다.

그러나 마늘 화장품을 바르기 시작한 지 3개월이 지나자 눈으로도 확실히 알 수 있을 만큼 기미가 엷어졌다. 그때는 율무가루가 기미에 좋다고 해서 5년째 계속해서 마시고 있었기 때문에 율무가 효과가 있었는지 마늘이 효과가 있었는지 잘 몰랐다.

그 후 1개월이 지나자 기미는 거의 보이지 않을 정도로 없어졌다. 지금도 마늘 화장품을 매일 사용하지만, 나이에 비해 피부에 윤기가 있다는 말을 듣는다. 남자라도 젊게 보이면 기분 좋지 않은가. (남성, 65세)

무취마늘은 튼 살에 효과 만점

회사생활을 그만두고 농사일을 시작한 후 손으로 하는 일이 많은 겨울에는 살이 터서 아파 참을 수 없었다.

그래서 어떻게든 해보려고 생각한 것이 마늘을 이용한 치료법이다. 방법은 매우 간단한데 통마늘을 그대로 뜨거운 물에 넣고 그 속에 튼 손을 담그는 것이다. 이렇게 하여 상처가 꽤 좋아졌다.

단지 내가 마늘 냄새를 싫어할 뿐만 아니라 가족도 냄새가 난다고 해서 정말 곤란했다. 물론 먹으면 몸에 좋다는 것은 알았지만 이것도 냄새 때문에 피했다.

친구에게 무취마늘이 있다는 말을 들은 것은 3년 전이다. 서둘러 구해 사용해보니 효과에는 큰 차이가 없는 듯했고 살이 튼 데에도 효과가 있었다.

냄새가 없었기 때문에 가족에게도 싫은 소리를 듣지 않았고 나도 기분 좋게 쓸 수 있었다. 그리고 나서는 무취마늘정을 먹기 시작했다.

하루에 한 번 3~4알씩 1년 정도 계속해서 복용한 결과 농사일을 해도 피곤함을 느끼지 않게 되었다. 효과를 직접 실감했기 때문에 요즘은 생무취마늘과 분말마늘을 요리에 사용하는 일도 많아졌다.

마늘을 음식에 이용하고부터는 어쨌든 몸이 더 잘 움직이게 되었고 마치 체력이 40대로 돌아간 느낌이다. (남성, 66세)

식초마늘로 지긋지긋하던 무좀이 거짓말처럼 사라졌다

나는 10년이 넘도록 무좀에 시달려왔다. 질척질척하며 습한 것이 아니고 까칠까칠하며 건조한 무좀으로 특히 발가락과 발가락 사이가 심했는데 수포가 생겼다 터지기도 하고 갈라지기도 해 몹시 아팠다. 이것은 하루 종일 밖에서 영업하는 나에게는 꽤 괴로운 일이었다.

약국에 가서 좋다는 무좀약을 차례차례 사와서 시험해봤지만 처음 사용하면 얼마 동안 효과가 있을 뿐 또 전과 같은 상태로 돌아오고 어떻게 해도 좀처럼 좋아지지 않았다. 어느 해에는 그다지 아프지 않아 안심하고 있으면 다음 해에는 또 원래처럼 아파서 개선의 조짐이 보이지 않았다.

6개월 전에 어머니가 아는 사람에게 식초마늘을 받아와서 무좀에 잘 듣는 것 같으니 사용해보라고 권했다. 사용하는 방법은 식초마늘 2~3쪽을 강판에 내린 후 거즈로 싸서 발가락 위에서부터 아래까지 푹 덮어씌운다. 10분 정도 그대로 둔 뒤 거즈를 벗기고 물로 헹군다.

이 도포요법을 일주일 정도 계속했더니 갈라지는 상태가 다소 좋아졌다. 방심하지 않고 그대로 계속했더니 1개월 후에는 환부가 눈에 띄게 깨끗해졌다. 그렇게 심했던 무좀이 말끔히 해소된 것이다. 식초마늘의 대단함에 감사하면서 최근에는 상사와 동료들에게 식초마늘을 홍보한다. (남성, 36세)

마늘숙성액으로 티눈을 잡았다

마늘숙성액을 애용하기 시작한 지 13년. 나는 약을 무척 싫어하지만 자연식품인 마늘은 안심하고 매일 사용한다.

나는 젊었을 때부터 냉증으로 여름에도 두꺼운 양말을 신지 않으면 안 되었고 혈압도 낮아 쉽게 피로해져 저녁마다 녹초가 되었다.

그러던 것이 마늘숙성액을 귀이개 정도 크기로 한 술씩 매일 먹은 지 1년 정도가 지나면서부터 저녁이 되어도 전혀 피곤을 느끼지 않게 되었다. 아들도 마늘숙성액을 먹으면 피곤하지 않다며 신기해했다.

어느 날 남편이 깨진 맥주병에 손을 베어 뼈가 보일 정도의 상처를 입었는데, 마늘숙성액을 발랐더니 곧 통증이 없어지고 상처도 깨끗하게 새살이 돋아서 우리를 깜짝 놀라게 했다. 그 후 남편이 손목을 삐었을 때도 마늘숙성액이 대활약을 하여 퍼런 멍이 쉽게 없어졌다.

언니는 티눈에 발랐는데 얼마 지나자 연필심같이 딱딱한 것이 생기더니 곧 그것이 떨어져나가면서 완전히 좋아졌다고 했다. 이런 이유로 마늘숙성액은 우리 집에 없어서는 안 될 만능약이 되었다.

(여성, 73세)

마늘건강식품으로 위무력증에서 해방되었다

어릴 때부터 위장이 매우 약하여 조금이라도 기름진 것을 먹으면 소화가 되지 않아 괴로웠다. 지병으로 위하수와 과민성 대장염이 있어 위 근처가 항상 답답하고 돌이 누르는 듯한 느낌이 들었다. 게다가 저혈압으로 혈액순환이 잘 되지 않고 피로가 가시지 않아 안색도 나쁘고 매우 말라 있었다.

내 건강상태를 모르는 사람들에게 자주 "날씬해서 좋겠네요"라는 말을 들었지만 그때마다 '이렇게 몸이 좋지 않아 말라 있는데 사람 속도 모르고'라고 생각하곤 했다. 이렇듯 질병백화점이었기 때문에 건강체가 되고 싶은 마음은 10대 때부터 남보다 배는 강해서 거의 모든 건강식품을 시험 삼아 먹어보다가 그만두고 먹어보다가 그만두고를 반복했다.

건강에 관한 책과 잡지도 죄다 읽은 덕분에 건강식품에 관해서는 모르는 것이 없을 정도였다. 그런데 어느 날 잡지에서 마늘 건강식품으로 불결한 상태가 해소되었다는 체험담을 읽게 되었다. 다수의 건강식품을 시험해본 나의 직감일까, 그 기사를 본 순간 '이게 나한테 딱 맞을지도 몰라' 하는 느낌이 오는 것이었다. 이 건강식품은 마늘과 난황, 거기에 살무사 분말을 효모균에 섞어 독자적인 제법으로 자연발효한 것이었다.

곧 이것을 사서 매일 한 번, 귀이개 같은 스푼으로 한 숟갈씩 계속 먹었다. 걱정하던 마늘 냄새는 입에 넣었을 때 느껴질 정도였고 30분 정도 지나면 사라졌다. 아주 조금 입에 넣었는데도 몸이 뜨거워지는 것이 인상적이었다.

먹기 시작해서 일주

일 정도 지나자 어느샌가 복부 팽만감과 메스꺼움이 없어지고 위가 가벼워진 느낌이 들었다. 그렇게 괴롭던 위의 고통에서 해방된 것이다. 지금껏 수십 종의 건강식품을 먹어왔지만 이렇게 빨리 멋진 효과가 나타난 것은 처음이라, 단번에 마늘의 팬이 되었다.

(여성, 39세)

마늘과 소금뜸요법으로 위하수가 깨끗이 나았다

 2년 전부터 갑자기 야위기 시작해서 걱정스러워 병원에 갔더니 위하수라고 진단했다. 매우 쇠약해 있었기 때문에 2개월 정도 치료받았지만 조금도 호전되지 않았다. 친정어머니께 의논했더니 마늘과 소금뜸요법이라는 것이 있다 하시며 시험 삼아 해보라고 하셨다. 매일 기상 때와 취침 전에 뜸을 뜨기로 하고 10일 정도를 계속하자 매우 기분 좋은 트림이 나왔다. 뜸뜨는 방법은 아주 간단해서 처음 하는 사람도 금방 할 수 있었다.
 우선 신문지를 사방 10cm 크기로 몇 장 잘라놓는다. 그중 한 장에 소금을 얇게 펴고 그 위에 갈아서 즙을 낸 마늘을 3mm 정도의 두께로 놓는다. 다시 그 위에 탁구공 크기로 둥글게 만든

쑥덩어리를 놓고 불을 붙인다.

　처음에는 기분 좋은 정도의 온도지만 차츰 익힌 마늘즙이 스며 나와 뜨겁게 되기 때문에 준비해둔 신문지를 아래로 계속 겹쳐 깔아서 열기를 막는다.

　뜸을 뜨는 동안은 배에서 꾸르륵 꾸르륵 소리가 나는데 괴로운 느낌도 없어지고 상쾌해진다. 1개월 정도 계속한 후 그만두었는데 의사도 이렇게 빨리 좋아진 것을 불가사의하게 여겼다. 그 후 살도 쪄서 체중이 7kg이나 늘고 건강체가 되었다. 직접 피부를 태우지 않는 뜸을 뜨므로 상처가 남을 일도 없기 때문에 이 방법을 권한다.　　　　　　　　　　　　　　　(여성, 37세)

마늘술로 간장은 물론 십이지장도 튼튼해졌다

　나는 56세 때 재혼하였다. 젊었을 때는 보통 이상의 체력이던 나도 나이에는 이기지 못하고 정력이 약해졌다. 마늘술을 알게 된 것은 그때였다. 마늘술을 마셔보니 몸이 뜨거워지면서 안에서부터 에너지가 솟아 나오는 느낌이 들고, 체력이 강해지면서 3일째에는 효과를 확실히 알게 되었다. 정력이 강해진 탓인지 밝고 즐거운 꿈을 꾸게 되고 꿈속에 미인이 나타나는 등 청춘으로 돌아간 듯한 기분을 아침이고 밤이고 느낄 수 있게 되었다.

이것뿐만이 아니라 종합검진을 받을 때마다 조심하라던 간장이 매일 낮술을 먹는데도 어느샌가 정상이 되어 있었다. 한 사발씩 마시던 술을 세 홉으로 줄이기는 했지만 그래도 술에 취한다든지 술 때문에 고생하는 일은 없어졌다.

간장 이외에도 나는 20대 후반부터 십이지장궤양을 앓았다. 십이지장궤양은 속이 비었을 때 아픈 것인데 그 통증이 가라앉았기 때문에 확실히 하기 위해 위내시경 검사를 해보았다. 그런데 위 속에 검은 반점이 있어서 의사도 이상하게 여겼으나 검사를

오늘도 기운이 넘친다!

해보니 마늘술이었다. 위 속 궤양부분에 마늘술이 딱 달라붙어서 막을 형성했다가 상처가 나으면 자연히 떨어진다는 것이다.

나는 마늘술을 아침식사 전에 티스푼으로 반 정도, 저녁식사 전에는 좀더 많이 마신다. 낮에는 회사에서도 마시고 출장 때에도 가지고 다닌다. 피곤하다고 생각될 때, 감기기운이 있을 때 한 숟가락 가득 마시면 곧 낫는다. (남성, 69세)

마늘진액 정제로 잦은 소변과 만성설사에서 벗어났다

마늘이 혈액을 깨끗하게 한다든가 당뇨병에 효과가 좋다든가 하는 소리를 많이 들었기 때문에 이전부터 마늘에 흥미가 있었다. 2년 전 잡지광고에서 마늘진액 정제를 보고 곧 구입해서 먹기 시작했다.

그때 나는 당뇨병 기미가 있었고 더욱이 전립선 비대로 소변 횟수가 하루에 15~16회로 매우 잦아 몹시 힘들었다. 게다가 항상 잔뇨감이 있고 하복부와 고환 주위가 시원하지 않고 기분 나쁜 상태가 계속되었다.

마늘진액 정제는 하루 한 번 열 개씩 먹게 되어 있는데 마늘이 나에게 상당히 잘 맞았는지 그 효과가 즉각 나타나 일주일째부터 소변 횟수가 하루 7~8회 정도로 줄고 하복부 잔뇨감도 말끔히 사라졌다.

이것만으로도 상당하다고 생각했으나 상태가 좋았기 때문에 계속 복용하자 그 외에도 기쁜 일이 생겼다. 나는 선천적으로 계속해서 설사 같은 변을 보았는데 그것도 나은 것이다. 물 같았던 변이 딱딱해지고 소변같이 잦았던 대변의 횟수도 줄어들었다.

또 이전과 달리 매일 기분 좋게 화장실에 갈 수 있게 되었다. 이제는 안색도 좋아지고 몸도 좋아져 매일매일 건강하게 보낸다. 마늘의 힘에 놀라움과 함께 감사의 마음이 가득하다. (남성, 44세)

무취마늘로 23년간 낫지 않던 비염이 싹~

나는 태어난 후로 줄곧 심한 비염에 시달렸다. 1년 내내 코가 찡찡거리고 개운하지 않았다. 어떻게 하면 나을까 계속 생각했지만 부모에게서 물려받은 고질병이 나을 리 없다고 반은 포기했다.

23세 때의 일이다. 나와 비슷하게 지독한 비염으로 고생하던 아버지가 "아는 이가 권해준 무취마늘을 먹고 비염이 나았으니 너도 해보는 게 어떠냐?" 하시는 것이었다.

그때는 마늘이 정말로 비염에 효과가 있을까 생각했지만, 기뻐하시는 아버지를 보고 부러워서 먹어보기로 했다. 매일 밤 세 숟가락씩 무취마늘을 계속 먹었다.

그러자 2주일 후 아침에 일어나 재채기를 했더니 엄청난 양의 콧물이 나왔다. 휴지로 계속 코를 누르지 않으면 콧물이 넘쳐버릴 것 같았다.

이런 상태가 하루 종일 계속되었기 때문에 비염이 낫기는커녕 오히려 악화된 것이 아닐까 생각하고 "이런 혹독한 일을 당하게 되다니 앞으로 무취마늘 따위는 절대로 먹지 않을 거야"라고 결심했다.

그러나 다음 날 아침에 일어났더니 코의 찡찡함이 딱 멈췄다. 일시적인 일일지도 모른다고 생각했지만 그 후 3개월 이상 비염 증상은 나타나지 않았다. 너무나 큰 효과에 감격했다. 지금은 비염증상이 거의 나타나지 않지만 가끔 나타날 경우에도 무취마늘을 먹으면 곧 진정된다.

(남성, 27세)

4장 마늘로 건강을 찾은 사람들

마늘숙성액으로 비염을 잡았다

외부의 급격한 온도변화에 따라 재채기가 심해지는 비염에 계속 시달렸다. 특히 겨울에 심해서 내내 재채기를 했더니, 동료가 "비염엔 마늘 발효시킨 것이 잘 들어"라며 권한 것이 마늘숙성액이다. 매일 작은 숟가락 한 술 정도의 마늘숙성액을 오블라트(가루약 따위를 싸는 얇은 막)에 싸서 먹었다.

이 마늘숙성액은 매우 연하고 냄새도 덜했지만, 출근 전에 먹기 때문에 그래도 냄새가 염려스러워 꼭 오블라트가 필요하다. 2주 정도 계속해서 먹었는데 비염보다도 먼저 또 하나의 고민거리였던 심하게 거칠었던 손이 깜짝 놀랄 만큼 좋아졌다.

내 직업은 간호사로 외과 입원병동에서 혼자 목욕할 수 없는 환자들의 몸을 깨끗하게 씻어주는 일을 한다. 침대에 누워 지내는 환자들의 몸에 비누칠를 한 뒤 따뜻한 물로 깨끗하게 닦아주는 것인데, 많은 환자들을 돌보고 나면 손이 붓고 꺼칠꺼칠해져 핸드크림을 놓을 수 없는 나날의 연속이었다. 때때로 크림이 떨어지면 딱딱하고 건조한 손끝피부가 갈라져 피가 나기도 했다. 그 아픔은 말로 표현할 수 없을 정도다. 그것이 마늘숙성액을 먹고 낫기 시작한 것이다.

남들 앞에 내밀 수조차 없이 거칠었던 손이 3개월이 지나자 완전히 깨끗해졌다. 그 후 비염증상도 나타나지 않고 변비도 나아 마늘숙성액에 감사하며 먹고 있다. (여성, 44세)

마늘분말로 혈압이 정상이 되었다

어느 신문기사에서 마늘분말에 관한 기사를 보게 되어 어떤 것일까 궁금하여 한 병 사서 먹어보기로 하였다. 나는 본태성 고혈압환자이기 때문에 평소 건강에 상당히 신경 썼고, 마늘에는 이전부터 관심이 있던 터였다.

매일 아침식사 후에 한 숟가락씩 2주일 정도를 계속 복용하자 피부가 매우 좋아졌다. 당시 66세였던 내 피부는 당연히 꺼칠꺼칠할 텐데도 특히 목욕 후에는 매끈매끈해서 나 스스로도 매우 놀랐다. 피부는 장의 거울이라고 하니 틀림없이 장상태가 좋아진 증거였다. 고민거리였던 고혈압도 좋아져 항상 높았던 최저혈압이 정상으로 돌아왔다. 최고혈압은 150에서 128로, 최저혈압은 88까지 내려온 것이다.

그 덕분에 추운 계절에도 안심하고 보낼 수 있게 되었다. 마늘은 피로해소에도 효과적이어서 먹기 시작한 뒤로는 피로가 쌓이지 않게 되었다. 그 때문일까. 감기에도 걸리지 않고 위장도 좋아지고 식욕도 왕성해져 건강을 유지할 수 있게 되었다.

지금도 계속해서 매일 아침에 한 술씩, 조금 피곤할 때에는 저녁에도 한 술씩 마늘분말을 먹는다. 마늘분말을 계속 먹은 지 6년이 지난 지금 혈압은 계속 정상을 유지하며 건강체가 되었다. 마늘은 내게 최고의 파트너이다.

(남성, 72세)

마늘분말 덕분에 뇌출혈 후유증을 극복했다

3년 전에 뇌출혈로 쓰러져 2개월 동안 입원하였다. 그때 후유증으로 왼쪽 다리가 내 마음대로 움직이지 않고 밤에는 심하게 아파 한밤중에도 두 번 정도는 잠을 깨게 되어 푹 잘 수 없었다. 마늘분말을 먹게 된 것은 가끔 보았던 건강잡지에서 마늘분말을 먹고서 피로가 풀리고 몸이 좋아졌다는 기사를 읽으면서부터이다.

그렇게 좋은 것이라면 나도 해봐야지 하고 생각했던 것이다. 그래도 반신반의, 정말로 효과가 있을까 어떨까 하는 생각은 있었지만 어쨌든 먹어보기로 했다.

내가 구입한 것은 난황과 효소 등이 섞여 있는 마늘분말이었다. 이것을 매일 밤 자기 전에 한 숟가락씩 물과 함께 먹었다. 4일이 지났을 때 놀랄 만한 효과가 나타났다. 지금까지 걷는 것조차 마음대로 되지 않던 왼쪽 다리를 움직일 수 있게 되었고 게다가 달릴 수도 있게 된 것이다. 한밤중에 일어나던 심한 통증도 없어지고 잠도 잘 잘 수 있게 되었다.

지금은 분말 외에 생마늘도 먹고, 마늘매실절임도 만들어 먹는다. 매실초(매실을 소금에 절인 즙)에 3개월 담근 마늘은 냄새가 없어 먹기 쉽기 때문에 하루 한 개씩 꼭 먹는다. 마늘은 구하기도 쉽고 돈도 들지 않으며 건강유지에도 좋기 때문에 앞으로 계속 먹을 생각이다.

(남성, 68세)

식초마늘로 심근경색도 좋아지고 혈전도 사라졌다

책상에 앉아 편지를 쓰는데 갑자기 가슴이 아파서 몸을 아래로 향하고 있을 수 없었다. 위를 향하고 누워서 쉬면 괜찮았지만 책상에 앉아 있으면 또 증상이 나타났다. 그렇게 2~3회 계속되었기 때문에 아무래도 이상하다고 생각해 병원을 찾은 결과 협

심증이라는 진단을 받고 바로 입원하였다.

입원해서 5일째쯤이었을까. 저녁 무렵 갑자기 가슴에 통증이 왔다. 마침 그때 간호사가 왔기 때문에 증상을 호소하니, 맥박을 체크해보고는 이상하다면서 의사를 불러주었다. 심근경색이 발생한 후 20일 정도 안정을 취하고 링거주사를 맞으면서 침대에 누워 있게 되었다.

그로부터 3개월 뒤 입원 치료한 보람이 있어 운 좋게 퇴원은 했지만 매일 약을 여덟 가지나 먹지 않으면 안 되었다. 입원 중에 받은 검사에서 혈전이 발견되어 그에 대한 약도 먹었다. 혈전치료약을 먹고 나면 기분이 매우 나빠졌는데 그래도 참고 먹었다.

하지만 먹고 나면 녹초가 되어 어떻게 할 수 없어서 의사에게 말하자 그것을 개선하기 위해서 또 다른 약을 추가했다. 점점 약만 늘어갈 뿐이라 불안한 마음에 병원을 바꾸어보기도 했다.

그때 딸이 "마늘에 혈전을 녹이는 효과가 있다고 잡지에 나와 있던데 시험 삼아 드셔보세요"라고 했다. 처음엔 갈아 내린 마늘로 환약을 만들어보았지만 먹기 너무 힘들어서 다음에는 마늘을 식초에 담가서 만들어보았다. 간장절임은 염분이 많아서 좋지 않으니 식초절임을 해보는 것이 어떻겠냐고 딸이 조언했기 때문이다.

식초절임은 아주 맛있고 냄새 걱정도 할 필요가 없어 곧 마음에 들었다. 매일 거르지 않고 식초마늘을 하루에 한 번씩 먹는데 '화' 하고 숨을 내쉬어보아도 나 자신도 냄새를 느낄 수 없을 정도고 다른 사람들에게도 마늘 냄새가 난다는 말을 들어본 적이 없다.

식초마늘을 만들려면 마늘을 한 쪽씩 떼어서 껍질을 벗기고 큰 것은 두세 토막으로 자른다. 씻어서 물기를 없앤 후 한두 군데가 눌 정도로 팬에 살짝 볶는다. 그것을 병에 넣고 흑초를 넣어서 담근다. 이렇게 하면 맛이 좋고 맵지도 않고 냄새 걱정도 없다.

흑초를 사용한 것은 보통 식초보다 몸에 좋을 거라고 생각해서인데, 흑초에 담그면 설탕이나 소금 등을 넣지 않아도 맛있는 식초마늘이 완성된다. 1개월 정도 지나면 먹을 수 있지만 마늘이 많이 날 때 1년 먹을 것을 한꺼번에 사서 만들기 때문에 전에 먹던 것을 다 먹으면 새것을 먹는다.

4장 마늘로 건강을 찾은 사람들

마늘을 담갔던 식초도 음식이나 드레싱에 이용하는데 조금도 냄새가 나지 않는다.

작년에 검사를 받았더니 혈전은 특별한 것이 없으니 괜찮다고 하였다. 심근경색의 후유증도 거의 없다고 하니 정말 중병을 앓았는데도 잘 회복되었다고 생각한다. 병원에서 받은 약은 그다지 열심히 먹지 않았기 때문에 혈전이 없어진 것은 2년간 매일 계속해서 먹은 식초마늘 덕분이라고 생각한다.

혈전은 없어졌지만 혈전이 생기기 쉬운 원인은 없어지지 않았다고 생각하기 때문에 식초마늘을 앞으로도 계속 먹을 생각이다. 만드는 방법도 간단하고 무엇보다 맛있는 것이 계속 먹을 수 있는 이유다.

(여성, 70세)

식초마늘 덕분에 콜레스테롤 수치가 내려갔다

식초마늘을 먹기 시작한 지 8개월이 되는데 컨디션이 좋아 매일 기분이 상쾌하다. 이전에는 자주 느꼈던 두통 등이 전혀 없어졌을 뿐 아니라 왼쪽 발목과 무릎의 통증도 전보다 훨씬 좋아져 지금은 거의 잊고 지낼 정도다. 하지만 무엇보다 감격한 것은 콜

레스테롤 수치가 떨어진 것이다. 나는 3년 전부터 콜레스테롤 수치가 높아서 열량섭취를 줄이라는 말을 들었다.

그러나 슈퍼마켓에서 일하기 때문에 배가 고파서 좀처럼 식사량을 줄일 수 없었다. 간식은 먹지 않도록 했으나 그것만으로는 당장 개선되지 않았다. 재작년에 건강진단을 받았을 때에도 콜레스테롤 수치는 251이었다. 그러던 것이 작년 11월의 검사에서는 205로 내려갔다. 세 끼는 꼭 전처럼 먹었기 때문에 이것은 식초마늘 덕분임이 틀림없다.

만드는 방법은 마늘을 한 쪽씩 떼어 껍질을 깨끗이 벗겨 처음엔 싼 식초에 담그고, 10일 정도 지난 후 식초를 버리고 현미식초에 다시 담근다. 이렇게 만든 것을 매일 먹는데 식초마늘은 정

말 맛있기 때문에 즐겁게 먹는다. (여성, 54세)

마늘흑설탕절임은 우리 집 최고의 건강식

남편은 마늘 없이는 못살 만큼 마늘을 매우 좋아한다. 특히 마늘흑설탕절임을 좋아하여 반찬으로나 차와 함께 또는 술안주로 애용한다. 말리지 않으면 얼마든지 먹어버릴 기세다. 흑설탕절임이라고 하면 매우 달 것이라고 생각할지도 모르지만 적당한 단맛에 마늘이 물들게 되어 매우 먹기 쉽다.

우리 집에서는 남편을 위해 해마다 여러 병을 담그는데 그 방법은 시집와서 시어머니에게 배웠다. 마늘은 어리고 작은 것을 사용해야 하므로 남편은 유명한 산지에서 질 좋은 마늘을 찾아서 사온다. 어린 마늘을 사용하기 때문에 껍질은 벗기지 않고 소금절임도, 본절임도 통째로 한다.

우선 적당량의 소금으로 마늘을 절여서 3~4일 두었다가 숨이 죽어 부드럽게 되면 씻어서 소금기를 빼고 물기를 잘 닦아 소독해둔 병에 넣는다. 다음에 흑설탕(양은 기호대로)에 물을 넣고 끓여서 걸쭉하게 되면 식혀 마늘이 잠길 정도로 병에 붓는다. 마지막으로 마늘 1kg에 대해서 식초 한 컵을 넣는 것이 우리 집의 비법이다.

마늘이 엿색깔이 되면 완성된 것으로 뚜껑을 꼭 덮어서 냉장고에 보관하며 겉껍질을 제외하고 나머지는 전부 먹는다. 남편은 마늘절임이 익을 때까지 기다리지 못하고 2개월 정도 지나면 먹기 시작하지만 익으면 익을수록 부드럽게 되어 맛이 좋아진다. 국물은 그대로 두었다가 다음에 마늘 담글 때 다시 이용한다.

이 마늘흑설탕절임은 남편의 최고 건강식으로 남편은 약 따위는 먹어본 적이 없을 정도로 건강하게 정력적으로 일한다. 남편의 스태미나의 근원은 마늘흑설탕절임에 있다고 말할 정도이고 나 역시 남편과 함께 오래오래 건강하게 살고 싶기 때문에 계속 먹을 것이다.

(여성, 44세)

식초마늘로 회춘하는 느낌!

나는 신문과 잡지에 나오는 건강관련 기사는 스크랩을 해두고 가볍게 할 수 있는 것은 무엇이든 실천해본다. 마늘을 사용한 건강법도 여러 가지 실험을 해보았다.

우선 만들어본 것이 소주절임. 이것은 냄새가 나고 그대로 먹거나 마실 수가 없어서 다른 채소와 함께 주스로 만들어 마셨다. 탈모에 좋다고 하는 검은깨와 벌꿀을 마늘과 함께 블랜더로 갈았다.

이것을 머리카락이 빠지기 시작한 사위에게 발라보라고 했더니 2개월 뒤 몰라보게 머리숱이 많아졌다.

마늘간장절임도 만들어보았지만 이것은 짤 뿐 아무래도 입에 맞지 않았다. 그런 내 마음에 든 것은 라면가게에서 파는 식초절임마늘이었다. 그것과 비슷한 것을 만들려고 즉시 스크랩을 꺼내 식초마늘 만드는 법을 참고로 나 나름대로 만들어보았다. 마늘을 닷새 정도 식초에 절인 후 간장, 벌꿀, 설탕을 끓인 것에 바꿔 절이는 것이다. 아주 맛있어서 식탁에 올리면 가족 모두 잘 먹었다.

그 덕분일까, 이번 겨울에는 나 이외에 아무도 감기에 걸리지 않았다. 나는 독감에 걸렸지만 열이 38℃나 된 것에 비하면 상태는 그다지 나쁘지 않았다. 열도 의외로 빨리 떨어지고 곧 건강해졌다. 이 모든 것이 식초마늘 덕분에 회복력과 저항력이 좋아진 것이라 생각한다. 최근에는 안색이 좋다는 말을 자주 들어 기분이 좋다.

(여성, 65세)

우리 집은 3대 모두 마늘흑설탕절임 팬

남편과 나는 물론 아들 내외와 5세, 3세 되는 손자들도 마늘흑설탕절임을 매우 좋아한다. 특히 오래되어서 새까맣게 된 것은 맛있기 때문에 뚜껑을 열면 곧 손자들이 달려들어 1개 정도는 먹는다.

나는 절인 음식 만드는 것을 매우 좋아해 마늘흑설탕절임도 오랫동안 담가보기도 하고 맛도 조금씩 바꿔가면서 여러 가지 실험을 한다. 새까맣게 절인 것은 20년 전에 담근 것인데 아주 맛있다. 20년짜리는 잘 익은 마늘을 사용했지만 보통은 익을 때까지 밭에 두지 않고 풋마늘을 수확해서 만든다.

우선 마늘에 소금을 뿌려 4일 정도 둔다. 다음에 마늘을 꺼내어 물기를 잘 닦고 같은 양의 흑설탕을 넣어 절여둔다. 때때로 상태를 보면서 마늘에서 빠져나온 수분 때문에 담근 물의 색이 연해지면 그 양만큼 흑설탕을 더한다.

보관식품에서는 곰팡이가 생기지 않도록 하는 것이 중요하지만 흰 곰팡이가 생겼을 때도 흑설탕을 추가해둔다. 1년 정도 두면 먹을 수 있지만 5년 정도 두면 맛이 완전히 순해져서 먹어도 다음 날 냄새가 나지 않는다.

나는 건강을 유지하기 위해 아침·점심·저녁, 하루 세 번 60회씩 줄넘기를 하고, 손자들을 배웅하고 마중하면서 한 시간 정도를 걷는데, 가족 전원이 감기에 걸리는 일도 없고 건강하게 매일을 보낸다. 이것도 마늘흑설탕절임을 먹는 덕분이라 생각한다.

(여성, 66세)

마늘숙성액으로 린스했더니 탈모증세는 물론 비듬도 없어졌다

나이 50을 넘자 겨울이 되면 목과 등 피부가 꺼칠꺼칠하고 건조해지면서 가려움 때문에 고민했다. 내가 긁을 수 없는 부분이기 때문에 집사람에게 긁어달라고 한 적도 있었다. 마늘숙성액을 처음 먹은 것은 1년 전쯤이다. 집사람이 아는 사람에게 듣고 "몸에 좋은 것 같아요"라면서 사왔다. 과연 그럴까 생각하며 그냥 먹었는데 이상하게도 가려움이 없어졌다.

또 머리를 감을 때마다 머리카락이 눈에 띌 만큼 빠지고 이틀만 머리를 감지 않아도 비듬이 생겨 걱정했는데, 그렇게 꺼칠꺼칠하고 건조했던 피부가 나았기 때문에 두피에도 효과가 있을지

모른다고 생각하고 린스 대신 사용해보았다.

　마늘숙성액은 먹는 것뿐만 아니라 외용에도 좋다고 들었기 때문에 빈 샴푸 용기에 물을 넣고 마늘숙성액 2순가락을 넣어 녹여 머리에 바른 뒤 헹궜다. 나중에는 물로 헹구지 않고 수건으로 닦기만 했는데 정말로 예상했던 대로 딱 맞아떨어졌다. 일주일 째에는 비듬이 나오지 않게 되고 탈모도 적게 되었으며 머리카락에 마늘 냄새도 남지 않았다. 그 덕분에 탈모가 감소되고 머리 가려움도 없어졌다. 게다가 머리카락에도 윤기가 생긴 것 같다.

　마늘숙성액을 먹으면서 린스로도 사용해 효과가 한층 빨랐던 것은 아닐까 생각한다. 마늘숙성액을 저녁식사에 사용할 때는 중간 숟가락 한 술을 작은 술잔에 녹여서 샐러드, 회, 고기, 튀김 만두 등의 반찬과 함께 먹는다. 특히 생선회와 만두를 술안주로 할 때는 최고다.

　간장은 농도가 진하기 때문에 마늘숙성액이 녹는 데 시간이 걸리지만 염분도 적어지고 좋다고 생각한다. 아침에는 작은 숟가락 한 술을 된장국에 넣어서 잘 녹여서 먹는다. 그냥 먹기 시작한 마늘숙성액이 지금에 와서는 우리 집 식탁에 없어서는 안 될 조미료가 되었다. 아침에 먹어도, 매일 먹어도, 마늘 냄새가 나지 않는 것도 좋은 점이다.

(남성, 56세)

마늘분말을 만나면서 화분증에서 벗어났다

화분증(화분에 의해 점막이 자극되어 일어나는 알레르기. 결막염, 비염, 천식 등의 증상이 나타남) 때문에 해마다 봄이 되면 눈이 가렵고 재채기, 콧물이 심해져서 초봄은 1년 중 가장 싫어하는 계절이었다.

그러나 마늘분말을 먹기 시작한 작년에는 2월이 되어도 화분증 증상이 나타나지 않았다. 마늘은 알레르기성 질환에도 좋다고 들었기 때문에 '어쩌면 나을지도 모른다'고 약간은 기대했지만 실제로 좋아지리라고는 생각지 않았다. 그리고 아직 2월이기 때문에 방심할 수 없다고 생각했다. 꽃가루가 아직 날지 않을지도 모른다고 생각하면서 상태를 보았지만 3월이 되어도, 4월이 되어도 전혀 증상이 나타나지 않았다.

화분증을 완전히 고칠 수 있는 약은 없다고 알고 있었던 만큼 춤을 추고 싶을 정도로 기뻤고 일석이조의 행운을 가져왔다. 그 이후로 화분증 증상이 나타나지 않은 것은 말할 것도 없고 그 외에도 위장도 좋아졌으며 술을 마셔도 취하지 않게 된 것 등이 최근의 변화이다. 이것도 마늘의 효과가 아닐까 생각한다.

병약했던 어머니도 내 영향으로 마늘 드링크를 마시기 시작한 뒤로는 감기도 걸리지 않고 몸이 매우 좋아진 것 같다. 마늘을 만나고 나서부터 정말로 좋은 일만 생긴다. (남성, 51세)

식초마늘로 요통이 씻은 듯이 나았다

어릴 때부터 몸이 약했기 때문에 건강에 유달리 관심이 많던 나는 남편이 퇴직한 후 우리가 먹을 것은 직접 재배하고 싶어서 시골로 이사했다. 지금도 채소는 직접 재배하는데 그 때문인지 내장에는 전혀 이상이 없고 다리, 허리도 괜찮았다. 하루 종일

걸어도 별 탈이 없었기 때문에 남들에게 '건강하다'는 소리를 들었다.

그러나 여관 주방일을 하는데 무거운 것을 드는 일이 많아 작년 말에 허리를 다쳤다. 어떻게 해도 통증이 없어지지 않아 일을 그만두고 집에서 쉬었지만 머리를 숙이면 허리까지 당겨서 얼굴도 제대로 씻지 못했다. 칼질을 할 때도 아팠기 때문에 요리도 제대로 못하고 밭일도 물론 무리였다.

의사는 골다공증이라고 진단하고 골다공증이 근육에도 영향이 있다고 했다. 시골이기 때문에 통원도 무척 힘들어 일주일 동안 입원했으나 주사를 맞고 나면 잠시 통증이 사라졌다가 곧 다시 아프게 되는 것이었다. 그래서 퇴원 후에는 통원치료도 할 수 없었다.

그럴 즈음인 작년 여름, 아는 사람이 때마침 식초마늘을 보내주었다. 그래서 매일 먹었더니 요통이 사라지기 시작하여 자유로이 생활할 수 있게 되었다. 받은 것을 다 먹고 난 뒤에는 직접 만들었는데 처음엔 보통 식초에 담갔다가 10일 정도 후에 사과식초에 바꿔 담그고 벌꿀을 조금 넣었다. 몸이 건강해지고 피로도 덜 느끼게 된 것도 식초마늘 덕분이라고 생각한다.

(여성, 73세)

마늘술로 당뇨 증상이 완화되었다

　남편은 46세지만 2년 전부터 운전 중 자주 "앞이 잘 보이지 않으니 운전을 좀 바꿔서 하자"라고 말했기 때문에 "노안일지도 모르니 안경을 맞추는 편이 좋겠다"고 이야기했다. 그러던 차에 건강진단에서 소변에 당이 나온다는 말을 듣고 공복일 때 혈당을 측정해본 결과 360(60~110mg/dL가 정상치)이나 되었다.

　그러고 보니 자주 '목이 마르다'고 하면서 음료수를 마셨고, 수족이 저린다고 하면서 주물러달라고 말하곤 했다. 또 몸을 움직이는 것을 귀찮아하고 밥을 먹으면 곧 누워버렸다. 이런 것들이 모두 당뇨병 증상이었던 것 같다.

　우리 부부는 밤에는 술집을, 낮에는 식당을 경영하기 때문에 술을 마시는 일도 많아 불규칙한 식생활을 할 수밖에 없었다. 게다가 낮에도 가게를 여는 생활이 18년이나 계속되었기 때문에 몸에 무리가 온 것이라고 생각했다.

　그때 친구에게서 배운 마늘술을 먹이기로 하였다. 술에 마늘을 담근 후 그 술을 마시는 것이다. 1kg의 마늘을 겉껍질을 벗겨서 과일주용 술에 넣고 얼음사탕 1kg과 식초를 잠길 만큼 넣어서 1개월을 두면 마실 수 있게 된다.

이것을 하루 세 번, 식후에 작은 잔에 한 잔씩 거르지 않고 먹게 했다. 그리고 칼로리를 조절한 식이요법도 물론 지키고 술과 주스도 절제하게 했기 때문에 3개월 정도에도 효과가 확실하게 나타났다.

우선 170cm, 85kg이던 체중이 68kg까지 떨어졌고 지금은 71kg 전후의 체중을 유지하고 있다. 허리도 100cm 가까이 되던 것이 82cm까지 줄었다.

몸이 가벼워졌기 때문인지 그때까지는 그렇게 뒹굴뒹굴하던 남편이 적극적으로 강아지 산책 등을 하러 가고 몸을 움직이게 되었다. 식이요법, 운동요법 그리고 마늘술이 함께 작용해 순식간에 당뇨병이 개선된 것이다.

마늘술은 남편의 건강개선에 많은 도움이 되었지만 남편의 노력도 눈물겨웠다. 육류와 짠 음식을 매우 좋아했으나 피하고 채식 위주의 식사를 하였고, 싱거운 것에 익숙해지려고 가족보다 싱겁게 먹으려 하였다.

살도 빠지고 몸도 좋아진 후로는 물도 많이 마시지 않게 되었으며 수족의 저림과 눈이 침침한 증상도 좋아지고 혈당치도 110mg/dL까지 떨어졌다.

여전히 밤낮으로 일하는 힘든 생활이지만 피로해소에는 마늘술이 도움이 되는 것 같다. 마늘술에 넣은 마늘은 다른 요리에 활용하여 가족 모두의 건강 공급원으로 맛있게 먹는다.

(여성, 43세)

소엽마늘술을 마셨더니 신경통이 사라졌다

10년쯤 전이다. 당시 아버지께서는 40년 가까이 늑간신경통에 시달렸다. 갑작스럽게 침으로 찌르는 듯한 통증이 발생해서 30분 이상이나 지속되었다. 계절이 바뀔 때나 날씨변화가 잦으면 특히 심해졌다. 그리고 아프기 시작하면 그 통증이 사라질 때까지 그냥 누워 있을 수밖에 없었다.

의사에게 불치병이라는 진단을 받고 혼자 괴로워하시는 아버지를 볼 수 없었다. 그때 무심코 여성잡지에서 마늘과 소엽으로 만든 술이 신경통에 잘 듣는다는 기사를 보는 순간 이것을 만들어야만 한다고 생각했다. 책에 나와 있던 소엽마늘술 만드는 방법은 다음과 같다.

1. 껍질을 모두 벗긴 마늘 400g을 깨끗이 씻어 물기를 없앤 다음

세로로 둘로 자른다.
2. 소엽 15장은 소금물에 씻어 물기를 닦아둔다. 껍질 벗긴 레몬 한 개를 얇게 썬다.
3. 병에 마늘, 소엽, 레몬을 넣고 청주나 소주 1.8L와 벌꿀 350~400g을 넣는다.
4. 뚜껑을 닫아 어둡고 서늘한 곳에 두고 1개월 뒤에 레몬을, 3개월 뒤에 소엽을 각각 꺼낸 후 침출액을 다른 병에 옮긴다. 이렇게 하면 마시기 쉽고 깨끗한 술이 완성된다.

그리고 '○○○○년 ○월 ○일 담금'이라고 기재한 라벨을 붙여놓는다. 담그고 나서 6개월 정도 숙성시키면 소엽마늘술이 만들어지지만 바로 먹는 것보다 1년 정도 지나고 나서 마시는 편이 더 맛이 좋다. 이렇게 해서 만든 소엽마늘술을 작은 잔으로 한 잔씩 따뜻한 물에 섞어 한 컵이 되게 해서 아버지께 드렸다.

처음에 소엽마늘술 따위는 아버지도 믿으시지 않는 듯했으나 마시고 불과 2~3분도 지나지 않아 통증이 없어지기 때문에 매우 놀라워하셨다. 그때까지는 어떤 약을 먹어도 7분 정도 지나서야 겨우 통증이 없어지는 상태였기 때문이다.

그 후 아버지는 몸이 아프기 시작하면 곧 소엽마늘술을 마시게 되었다. 그리고 심한 불면증에 시달리던 나도 소엽마늘술을 마시기 시작한 후로 잠을 푹 잘 수 있게 되었다. 소엽마늘술은 나와 아버지의 건강에 없어서는 안 될 특효약이 되었으므로 앞으로도 계속 마실 것이다. (여성, 62세)

마늘은 빈혈에도 그만!

나는 이전부터 저혈압에 빈혈이 심하고 구토가 잦으며 두통에 시달려왔다. 그러나 남편과 둘이서 세탁소를 운영했기 때문에 가게일로, 집안일로 정말로 쉴 틈 없이 힘든 나날을 보냈다. 그런데 4년 전에 아들이 코피를 자주 흘려 그 대책을 찾다가 마늘 건강법에 대해 소개한 책을 만났다. 그 책에는 "자주 코피를 흘리던 아이들이 마늘을 먹고 나았다"는 체험담이 실려 있었기 때문에 즉시 우리 아이들에게도 마늘을 먹여 보기로 했다. 그때 나도 함께 마늘을 먹었다.

생마늘을 껍질을 벗기고 랩에 싸서 전자레인지로 열을 가하면 부드럽게 되고 냄새도 약하게 된다. 이것을 매일 밤 한 쪽씩 먹었다. 아들은 먹기 시작한 후 곧 그 효과가 나타나 코피가 딱 멈

추었다. 정말 놀라웠다. 아들은 코피가 멎은 후로는 마늘을 먹지 않았지만 나는 몸에 좋은 것 같아 그 뒤로도 계속해서 먹었다.

  이럭저럭하는 사이에 빈혈에서 오는 짜증나는 증상들이 사라지는 것을 알게 되었다. 이것은 확실히 마늘의 위력이었다. 왜냐하면 마늘을 먹지 않으면 또 구토와 두통이 엄습해왔기 때문이다. 그 후로 나는 매일 거르지 않고 마늘을 먹으면서 건강을 지키고 있다. 그 덕택에 몸이 편해지고 겨울이면 찾아오는 손발 시린 증상도 없어졌으며, 가게에 오는 손님들에게도 피부가 깨끗해진 것 같다는 등의 소리를 듣는다.

(여성, 52세)

마늘즙으로 가글했더니 목의 통증이 완전히 없어졌다

  3년 전 겨울의 일이다. 어느 날 갑자기 목 안이 부은 느낌이 들고 묵직하고 아프면서 목소리가 나오지 않았다. 전화교환원으로 일하는 나에게는 큰일이었다. 곧 근처병원에 갔더니 갱년기 장애이기 때문에 때가 되면 낫는다고 해서 그대로 있었다.

  그러나 아무리 지나도 좋아지기는커녕 악화되기만 했다. 도저히 참을 수 없어 이비인후과에 가니 후두염이라고 하며 주사를 놔주고 가글약을 처방해주었다. 한동안 이비인후과 치료를 계속 받았지만 악화만 되지 않을 뿐 좋아지지는 않아 곤란했다.

그때 아는 사람이 마늘 가글이 목에 좋다고 했다. 다만 마늘은 향이 강하기 때문에 처음에는 귀이개 하나 정도의 마늘즙을 따뜻한 물에 타서 가글하도록 주의를 주었다. 그래도 빨리 낫고 싶었던 나는 많이 사용하면 곧 나을지도 모른다고 생각하고, 5~6쪽의 마늘을 즙을 내어 물에 타서 가글을 했다. 결과는 여지없이 실패여서 너무 매워 목은 타버릴 만큼 얼얼하고 얼굴은 눈이 작아질 정도로 부었다.

며칠 후 이 이야기를 그 사람에게 하자 그렇게 주의를 주었는데도 어리석은 짓을 했냐고 질책했다. 그 후로는 귀이개 하나 정도 양씩만 넣어 가글을 했다. 일주일을 계속하자 통증이 없어지고 목소리도 나오게 되었다. 건강하게 교환원 일에 복귀한 지금도 목이 이상해지면 마늘 가글을 한다.

(여성, 46세)

마늘! 뭐든지 물어보세요

걱정되는 냄새제거 방법에서 효과적인 이용법, 잘 고르는 방법, 잘 보관하는 방법까지 여러 의문에 대답한다.

어떻게 해도 걱정되는 냄새, 좋은 방법이 있나?

Question

마늘을 매우 좋아하기 때문에 자주 먹지만 먹은 뒤의 냄새가 걱정된다. 간단히 냄새를 없애는 좋은 방법이 있으면 가르쳐달라.

Answer 마늘은 먹는 양에 비해서 냄새가 강하기 때문에 적당한 양을 먹는 것도 중요하지만 냄새를 걱정하지 않고 먹는 것이 중요하다. 가장 좋은 방법은 같이 생활하는 사람들이 모두 함께 먹는 것이지만 언제나 동료들과 함께 먹을 수는 없다. 냄새를 완전히 제거할 수는 없어도 다음과 같은 방법을 취하면 어느 정도는 효과가 있다.

채소를 이용한 주스를 마신다

가장 효과가 있는 것은 녹즙이다. 마늘을 먹은 뒤 곧 녹즙을 마시면 냄새는 거의 없어진다. 그러나 녹즙을 마시기 힘들어하는 사람에게는 샐러리와 파슬리를 섞어서 만든 주스를 권한다. 여기에 레몬을 첨가하면 마시기 쉽게 되고 우유를 마시는 것 이상으로 냄새를 없애는 데 효과가 있다.

우유를 마신다

우유를 단숨에 마시지 말고 씹듯이 천천히 마시는 것이 중요하다. 이렇게 하면 우유 속의 단백질이 마늘의 냄새성분과 결합하여 위장으로 내려간다.

커피콩을 씹는다

외국인들이 잘하는 방법이다. 볶은 커피콩(커피나무 열매, 커피의 원료) 5~6알을 잘 씹은 뒤 물로 입 안을 헹군다. 커피콩의 향기가 마늘 냄새를 숨겨주고 커피콩 속에 들어 있는 특수한 성분이 마늘의 냄새성분과 결합해 냄새를 제거한다.

된장국을 마신다

대두 속에도 커피콩에 있는 것과 같은 탈취성분이 있어서 커피콩을 씹는 것과 같은 효과가 있다.

땅콩을 씹는다

볶은 땅콩 열 알 정도를 잘 씹어 먹으면 마늘 냄새를 땅콩향으로 거의 숨길 수 있다.

껌과 차 찌꺼기를 씹는다

껌과 차 찌꺼기를 오랫동안 씹으면 침 분비가 좋게 되고 침 속의 단백질이 마늘의 냄새성분과 결합해서 위장으로 흘려 보내주기 때문에 냄새가 빨리 제거된다. 껌은 엽록소가 함유된 것이 더 효과적이다.

재스민차를 마신다

중국인이 좋아해서 자주 마시는 향이 진한 재스민차에는 냄새 제거효과가 있다. 커피, 홍차, 우롱차, 민트 같은 허브차에도 같은 효과가 있다. 이들 차를 마실 때는 약간 진하게 타서 입 안에 머금었다가 천천히 삼키면 좋다.

허브, 계피, 흑설탕을 입에 머금는다

허브, 계피, 흑설탕 등에도 탈취작용이 있다. 마늘을 먹은 후 이것들을 입에 머금으면 입 안이 개운해진다.

구취제거제를 사용한다

시판되는 구취제거제를 사용해도 입 안이 개운해진다. 단 일시적이기 때문에 잠시 지나면 또 냄새가 날 수 있으므로 반복해서 사용해야 한다. 엽록소를 함유한 것은 어느 정도 효과가 유지된다.

• Question •

마늘껍질을 벗기고 나면 손가락이 얼얼해지고 손에 밴 냄새도 좀처럼 없어지지 않아 곤란하다. 마늘껍질을 잘 벗기는 방법이 있나?

Answer ↘ 마늘은 자극이 강하기 때문에 약한 피부에 직접 닿으면 피부병이 생길 수도 있다. 한두 조각이라면 그다지 큰 영향은 없겠지만 마늘식초절임을 만드는 등 대량으로 사용할 때에는 얇은 고무장갑이나 비닐장갑을 이용하면 피부도 지킬 수 있고 냄새도 배지 않아 좋다. 한번 손에 밴 냄새는 좀처럼 없어지지 않기 때문에 곧 손을 씻는 등 처치를 해야 한다. 간편하게 벗기고 잘게 썰 수 있는 조리기구를 이용하는 것도 한 방법이다.

> **Question**
> 마늘탕에 들어가면 몸에 마늘 냄새가 배지 않나?

Answer ↘ 마늘을 욕조에 넣기 때문에 입욕 중에는 냄새가 염려된다. 피부가 접히는 곳에 들어가면 냄새가 나겠지만 욕조에서 나와 잘 헹구고 물기를 타월로 닦아내면 냄새가 없어진다. 따라서 몸에 냄새가 배는 일은 없다.

잘못 사용하면 트러블의 원인이 되는 마늘, 효과적인 사용법은?

• **Question** •

직업상 매일 마늘을 먹지는 못한다. 매일 먹지 않으면 효과가 없을까?

Answer ↘ 마늘은 약이 아니기 때문에 매일 규칙적으로 먹지 않으면 안 된다는 법은 없다. 그러나 마늘은 예방에 효과가 있기 때문에 피로가 쌓였다든지 감기 기운이 있다고 해서 그때만 먹어도 곧 효과가 나타난다고 할 수는 없다. 늘 먹어야 효과가 지속되므로 계속해서 먹는 것이 중요하다. 간장이 건강하다면 간장 자체에 탈취작용이 있어 매일 소량씩 먹으면 냄새도 그다지 걱정되지 않는다. 냄새가 너무 걱정된다면 시판되는 정제

등을 먹는 것도 좋다.

> • **Question** •
>
> 마늘을 하루에 얼마만큼 섭취하는 것이 적당한지 알려달라.

Answer ↘ 마늘을 잘 먹으면 여러 증상을 완화할 수 있지만 너무 많이 먹으면 해가 된다. 마늘은 가열하기도 하고 다른 식품과 함께 섭취하는 등 먹는 방법에 따라 다르지만, 생것은 하루 한 쪽, 초절임이나 가열한 마늘은 2~3쪽이 좋다. 정제나 액체로 시판되는 마늘제품들도 설명서의 지시를 따른다. 단 개인차가 있으므로 위장이 약한 사람은 조금 적게, 반대로 꽤 피곤할 때는 조금 많이 먹어도 괜찮다.

> • **Question** •
>
> 마늘은 언제 먹는 것이 가장 효과적인가?

Answer ↘ 냄새가 걱정되지 않는다면 아무 때나 먹어도 좋다. 그러나 사람들과 접하는 일이 많아 냄새가 걱정된다면 저녁 이후가 좋다. 마늘은 먹고 나서 6~7시간 후에 효과가 나타나기 때문에 저녁에 먹으면 다음 날 좋다.

> **Question**
> 체력이 약하고 몸이 그다지 건강한 편이 아닌데 건강한 사람과 같은 양의 마늘을 먹어도 괜찮을까?

Answer 위장이 매우 약한 사람이 아니면 특별히 문제는 없다. 마늘을 매일 먹으면 체력도 좋아지고 건강해진다. 열을 가해서 자극이 적게 만든 마늘을 여러 차례 나누어 먹고 상태를 봐 가면서 계속해보자.

> **Question**
> 피곤할 때 생마늘을 먹었더니 위통이 생겨 식은땀이 날 정도로 괴로웠다. 식전이라서 그랬나?

Answer 마늘을 공복에 많이 먹으면 위통을 일으킬 위험이 있기 때문에 피해야 한다. 많이 먹으면 위를 상하게 하여 마

5장 마늘! 뭐든지 물어보세요

늘궤양을 일으킬 수 있다. 마늘만 먹는다면 식후에 먹는 것이 무난하다.

• **Question** •
술과 마늘을 함께 먹으면 취하지 않는다거나 간장병에 걸리지 않는다고 하는데 사실인가?

Answer 🔖 마늘에는 간을 보호하는 작용이 있어서 술을 마시는 사람에게 권할 만하다. 술을 마시기 전에 마늘을 먹어두면 쉽게 취하지 않는다. 또 구운 마늘이나 튀긴 마늘을 안주로 하면 맛있게 먹을 수 있을 뿐만 아니라 간을 어느 정도 보호해준다. 하지만 무엇이든 지나치면 효과를 기대할 수 없으니 정도껏 마시고 마늘도 지나치지 않도록 주의한다.

• **Question** •
어깨 결림에 마늘 습포가 효과가 있다고 들었는데 생마늘을 갈아내려 거즈에 발라 어깨에 붙였더니 한 번 만에 염증이 생겼다. 염증을 막는 방법이 있나?

Answer ↘ 마늘습포는 밀가루를 귓불같이 말랑말랑하게 반죽한 뒤 마늘즙을 10% 정도 섞어서 만든다. 이것으로 습포하면 마늘성분이 혈행을 촉진해 피부에 침투하기 쉽게 되므로 장시간 같은 자세를 취해서 근육의 긴장이 계속되고 혈류가 나빠져 생긴 어깨 결림에 효과적이다. 사용량과 성별에 따라 차이가 있으므로 마늘즙을 조금만 넣어 약하게 사용해야 한다. 마늘을 외용할 때는 꼭 피부에 실험을 해본다.

> **Question**
> 스태미나를 증강하기 위해 마늘분말을 먹는데, 마늘이 혈압을 올린다는 말을 들으니 좀 불안하다. 부모님이 모두 혈압이 높으시다.

Answer ↘ 마늘을 먹으면 고혈압이 된다는 것은 전혀 근거 없는 말이다. 마늘을 먹으면 몸이 따끈따끈해져 오기 때문에 혈압이 높아지는 것처럼 느껴질 뿐이다. 마늘은 혈관을 확장시켜 혈액의 흐름을 좋게 하므로 피로해소는 물론 혈압을 정상으로 회복하는 데 도움이 된다.

• **Question** •

빈혈이 있는 사람에게는 마늘이 좋지 않다고 할머니께 들었는데, 최근 건강잡지에서 마늘이 빈혈을 고친다는 기사를 읽었다. 어느 말을 믿어야 할까?

Answer ↘ 토끼에게 마늘을 많이 먹였더니 위와 장이 손상되어 소화, 흡수가 나빠지고 조혈작용이 감소된다는 결과가 나왔다. 이것이 마늘을 먹으면 빈혈이 된다는 잘못된 정보의 근거지만 이는 어디까지나 사람은 도저히 먹을 수 없는 보통 섭취량의 천 배에 가까운 양을 먹었을 때 이야기다. 마늘의 약효성분인 알리신은 조혈에 뛰어난 효능을 발휘한다. 하루 한두 조각씩 적당한 양을 먹으면 오히려 빈혈 개선에 도움이 된다.

• **Question** •

마늘제품이 여러 가지 나와 있는데 가공하거나 조리해도 효과는 변하지 않을까?

Answer ↘ 마늘의 알리나아제라는 효소는 가열하면 2~3분 만에 파괴되어 효과가 없어지므로 알리인이라는 성분을 유효성분인 알리신으로 변화시키기 어렵다. 이 때문에 기본적으로는 어떠한 것도 가하지 않고 생으로 이용하는 것이 가장 좋다. 그러나 실제로는 알리나아제가 파괴되어도 체내의 비타민 B_1이 이를 대신하기 때문에 효력은 변하지 않는다.

 생으로는 냄새도 강하여 좀처럼 사용하기 어렵기 때문에 가공품을 사용하기도 하고 먹기 쉽게 조리해서 질리지 않고 계속 먹을 수 있게 하는 것이 중요하다. 장시간 고온에서 가열하지 않는 게 좋다.

❓ 좋은 마늘을 고르는 방법, 조리법, 보관법은?

• **Question** •

마늘을 구입하기 적절한 계절이 있나?

Answer ↘ 수확 시기는 지방에 따라 다소 차이가 있으나 8월이 적기라고 할 수 있다. 출하할 때까지는 건조기간을 두기 때문에 시중에 나오는 것은 8월부터 초가을경이다. 햇것이 역시 신선하고 저렴하므로 출하 때 많이 구입해서 잘 보관하면 좋다.

• **Question** •

마늘은 국산, 중국산 등이 있는데 종류에 따라 효과가 다른가? 마늘을 잘 고르는 방법도 가르쳐달라.

Answer ↘ 마늘은 산지와 품종, 비료 주는 법 등에 따라서도 약효에 차이가 있다. 마늘 연구자들의 실험에 차이가 있는 것도 각각의 마늘이 함유한 당분과 매운 성분 등의 유효성분에 차이가 있기 때문이다. 가정에서 사용하는 경우 다음과 같은 점들을 확인하고 구입하자.

- 제때 출하되었으며 껍질이 깨끗한 백색에 윤이 나고 신선한 것을 고른다.
- 형태가 둥글고 중량감이 있는 것을 고른다.
- 껍질이 팽팽하고 밑이 움푹 파여 있는 것, 껍질이 갈색을 띠고 까칠까칠하게 건조되어 있는 것, 가벼운 것 등은 오래된 것이다.

- **Question** -

스테이크 등 육류요리에는 반드시라고 해도 좋을 만큼 마늘이 곁들여지는데 특별한 이유가 있나?

Answer ▶ 마늘의 알리신과 단백질이 결합하면 단백질은 알리신의 냄새를 약하게 하고 알리신은 단백질의 소화를 돕는 상호작용을 한다. 이렇게 마늘과 단백질은 궁합이 매우 좋고 영양과 맛뿐만 아니라 냄새제거에도 효과가 있다.

- **Question** -

최근 무취마늘이라는 것을 자주 볼 수 있는데 약효는 어떤가?

Answer ▶ 마늘이 냄새가 나는 것은 알리신이 제구실을 다한다는 증거다. 무취라는 것은 알리신을 모두 제거하는 것이다. 마늘은 알리신에 여러 가지 약효가 있기 때문에 알리신이 없다면 그다지 약효를 기대할 수 없다. 냄새를 제거하는 방법을 연구해 채소, 고기, 생선 등과 함께 요리해서 보통 마늘을 맛있게 먹어야 건강에 도움이 된다.

• **Question** •

마늘만을 먹는 것은 꺼려지기 때문에 요리에 적절히 넣고 싶다. 효과를 높이는 방법을 가르쳐달라.

Answer ↘ 마늘에서 얻을 수 있는 알리신은 비타민 B_1과 결합할 수 있고, 비타민 B_1의 흡수를 좋게 만드는 물질을 생성하므로 비타민 B_1이 많이 함유된 식품과 함께 먹으면 더 효과적이다. 비타민 B_1이 많은 대표적인 식품은 돼지고기, 콩류, 대두식품, 참깨 등이다. 단백질만 많이 섭취하면 영양이 불균형해지므로 해초와 채소 등도 충분히 섭취하고 균형 잡힌 식사를 하는 것이 중요하다.

• **Question** •

식초마늘을 만들었더니 식초도 마늘도 청색으로 변했다. 먹어도 괜찮을까?

Answer ↘ 이것은 마늘을 식초와 소주에 담가서 보관할 때 자주 발생하는 변화로 꽤 진한 청록색으로 되는데 유기비료를 사용한 것에서 자주 볼 수 있다. 마늘에 따라 색이 차이가 있지만, 대체로 10일 전후로 파랗게 되기 시작해 20일에서 1개월 정도 지나면 점점 색이 옅어지고 2개월이 지나면 없어진다. 이 색소는 유해하지 않으므로 전혀 문제가 없다.

> **Question**
> 식초마늘을 상온에 보관했더니 부글부글 거품이 생겼다. 그대로 두어도 괜찮을까?

Answer ↘ 보관온도는 15℃ 이하가 좋지만 온도가 높으면 발효하여 거품이 나온다. 식초와 병뚜껑 사이에 어느 정도 공간을 만들어두면 막을 수 있지만 그래도 거품이 생기면 냉장고에 보관한다. 가만히 가스를 빼고 그대로 담가두어도 해롭지 않다.

몸에 좋은 마늘 건강법

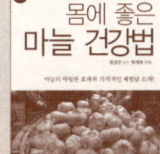

초판 1쇄 인쇄 | 2009년 8월 13일
초판 1쇄 발행 | 2009년 8월 17일

지은이 | 主婦の友社
감수자 | 정금주(Geumju Jung)
편역자 | 한재복(Jaebok Han)
펴낸이 | 최점옥(Jeomog Choi)
펴낸곳 | 중앙생활사(Joongang Life Publishing Co.)

대   표 | 김용주
책 임 편 집 | 이상희
본문디자인 | 신경선

출력 | 신흥P&P 종이 | 서울지류유통 인쇄 · 제본 | 신흥P&P

잘못된 책은 바꾸어 드립니다.
가격은 표지 뒷면에 있습니다.

ISBN 978-89-6141-050-2(04510)
ISBN 978-89-6141-044-1(세트)

원서명 | ぜったい効く! ニンニク

등록 | 1999년 1월 16일 제2-2730호
주소 | ⓤ100-789 서울시 중구 왕십리길 160(신당5동 171) 도로교통공단 신관 4층
전화 | (02)2253-4463(ft) 팩스 | (02)2253-7988
홈페이지 | www.japub.co.kr 이메일 | japub@naver.com | japub21@empal.com
♣ 중앙생활사는 중앙경제평론사 · 중앙에듀북스와 자매회사입니다.

이 책은 중앙생활사가 저작권자와의 계약에 따라 발행한 것이므로 본사의 서면 허락 없이는
어떠한 형태나 수단으로도 이 책의 내용을 이용하지 못합니다.
※ 이 책에 쓰인 본문 종이 E라이트는 국내 기술로 개발한 최신 종이로, 기존의 모조지나
서적지보다 더욱 가볍고 안전하며 눈의 피로를 덜도록 품질을 한단계 높인 고급지입니다.

▶ 홈페이지에서 구입하시면 많은 혜택이 있습니다.

※ 이 도서의 국립중앙도서관 출판시도서목록(CIP)은 e-CIP 홈페이지(www.nl.go.kr/cip.php)에서
  이용하실 수 있습니다.(CIP제어번호: CIP2009002158)